妇幼护理华西模式丛书

总主编　刘瀚旻　牛晓宇　罗碧如

总秘书　郭秀静

临床护理高风险环节管理手册

主　编　黄　燕　杨　弋

副主编　黄莉莎　习春杨

编　者　（按姓氏笔画排序）

习春杨　伍　静　杜　亭　杨　弋　何　华

张同欣　陈澜玲　黄　燕　黄莉莎　廖力慧

人民卫生出版社

·北　京·

图书在版编目(CIP)数据

临床护理高风险环节管理手册/黄燕,杨弋主编.
北京 : 人民卫生出版社,2025. 7. --(妇幼护理华西模式丛书). -- ISBN 978-7-117-38073-7

Ⅰ. R47-62

中国国家版本馆 CIP 数据核字第 2025ZR3560 号

人卫智网	www.ipmph.com	医学教育、学术、考试、健康, 购书智慧智能综合服务平台
人卫官网	www.pmph.com	人卫官方资讯发布平台

临床护理高风险环节管理手册

Linchuang Huli Gaofengxian Huanjie Guanli Shouce

主　　编:黄　燕　杨　弋

出版发行:人民卫生出版社(中继线 010-59780011)

地　　址:北京市朝阳区潘家园南里 19 号

邮　　编:100021

E - mail:pmph @ pmph.com

购书热线:010-59787592　010-59787584　010-65264830

印　　刷:鸿博睿特(天津)印刷科技有限公司

经　　销:新华书店

开　　本:710×1000　1/16　印张:10　插页:2

字　　数:190 千字

版　　次:2025 年 7 月第 1 版

印　　次:2025 年 8 月第 1 次印刷

标准书号:ISBN 978-7-117-38073-7

定　　价:69.00 元

打击盗版举报电话:010-59787491　E-mail: WQ @ pmph.com

质量问题联系电话:010-59787234　E-mail: zhiliang @ pmph.com

数字融合服务电话:4001118166　E-mail: zengzhi @ pmph.com

序

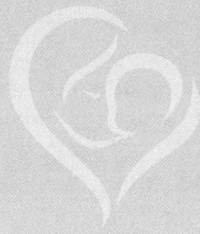

随着社会的进步和人类对自身健康需求的关注,"护理"这一常见概念的内涵和外延也有了显著变化。除了通行的定义"护理是诊断和处理人类对现存的和潜在的健康问题的反应",我认为"护理"一词中的"护"是看护、照料,是健康维持和健康修复的专业举措;"理"是道理,意味着护理探究的是照护的机制和道理。护理学科体系的建设和发展,是一项长期任务,也是所有护理工作者的共同目标。

拥有百年文化积淀的华西妇幼护理,一直致力于妇幼群体专科护理高质量发展。一代代的华西妇幼护理人秉承"患者至上、员工至尊、医德至善、技术至精"的核心价值观和"用心、诚信、平等、创新"的护理理念,以优秀的管理、优质的服务、精湛的技术、良好的医德为构建和谐医院、保障患者安全作出了重要贡献,同时积累了丰富的临床护理和管理经验。他们和全院同仁们一起,为我院的高质量发展作出了突出贡献。为了更好地总结这些年我院妇幼护理的经验,在更好地求教于国内外同行的同时,也深刻践行华西经验文化传播的使命,医院从顶层设计的角度组织全院护理专家编撰了本套丛书。丛书由我院妇幼护理领域的资深专家主编,从专业的维度紧紧围绕护理管理和临床护理的重点和难点问题进行深入剖析,力求体系化地为各级各类妇幼机构的护理管理人员和临床护理人员提供指导和参考。他们在繁忙的工作之余,严谨、高效、高质量地完成了丛书的编写。在此,感谢各编写团队的辛勤付出!

书稿即将付梓。我们深知因涉及专业范围广泛、时间及水平有限,书中难免存在不足之处,恳请广大读者指正。我们也将继续探索,为妇幼护理的专业化、体系化、规范化作出努力!

合抱之木生于毫末,九层之台起于累土。让我们全体妇幼护理人共勉!

刘瀚旻
2024 年 4 月于华西坝上

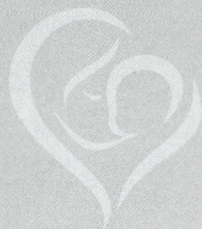

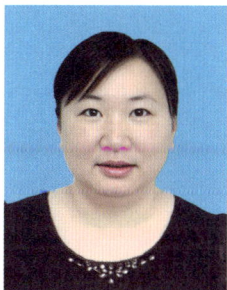

黄燕，护理学硕士，母婴医学博士，硕士研究生导师，四川大学华西第二医院护理部副主任。中国妇幼保健协会护理分会副主任委员、中华护理学会辅助生殖护理专业委员会委员，四川省护理学会妇科护理专业委员会主任委员、四川省院内 VTE 防控质量控制中心专家委员会委员、四川省医院评审专家库评审员、四川省妇幼保健机构评审专家。*Women and Children Nursing* 编委。近年来发表 SCI 论文 30 余篇；主编、参编教材及专著 10 部；主持各级课题 10 项。

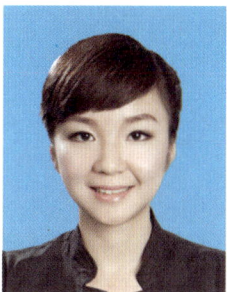

杨弋，护理学硕士，母婴医学博士。曾任四川大学华西第二医院妇产科重症监护室护士长，现任四川大学华西第二医院整形美容修复重建科护士长。近年来发表 SCI 论文 5 篇，中文核心及统计源期刊论文 30 余篇；主编、参编教材及专著 5 部；主持、参与省市级课题 2 项；获实用新型专利 6 项。获中华护理学会科技奖三等奖。

前　言

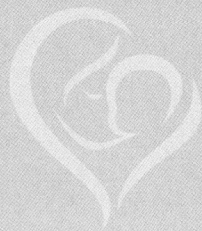

　　《国务院办公厅关于推动公立医院高质量发展的意见》指出,提升公立医院高质量发展新效能,要完善内部控制制度,以业务管理和经济管理的重大风险、重大事件、重要流程为重点,开展风险评估和内部控制评价,防范财务风险、业务风险、法律风险和廉政风险。其中,业务风险主要指医疗风险,护理风险是医疗风险的一部分,是患者在接受护理过程中可能面临的各种风险。

　　护理风险管理是保证患者安全的重要措施。为了对护理风险实现前瞻性管理和全程动态管理,体现护理质量管理"预防为主"的原则,我们对临床妇幼护理工作中最常见的高风险环节进行了梳理,对长期以来摸索出的管理方法和管理经验进行了总结,并编撰成书,以期对广大妇幼护理管理者及护理人员的临床护理风险管理实践有所帮助。

　　本书共五章,分别是绪论、压力性损伤风险管理、妇产科围手术期血栓风险管理、液体渗漏风险管理、跌倒风险管理;阐述了各风险环节的定义、风险管理模式,绘制了风险管理流程图,介绍了各种风险评估工具,构建了风险预防及处理方案、风险呈报流程、风险监测指标等,并从科研循证角度,指出了风险的研究管理现状及趋势。本书内容较全面,集整体性、实用性、科学性于一体,是指导妇幼医院护理人员临床实践、保障患者安全的重要参考书。

　　本书在编写过程中,得到了四川大学华西第二医院妇产科、儿科护理人员的大力支持,在此表示衷心的感谢! 本书难免存在不足之处,恳请广大读者不吝赐教,惠予指正,以便改进提高。

黄　燕　杨　弋

2025 年 2 月

目　录

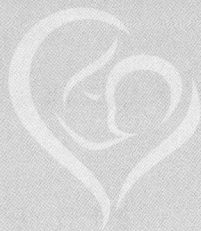

第一章 绪 论

护理风险是指患者在接受护理过程中可能面临的各种风险,包括但不限于操作失误、不良事件、紧急情况和并发症等,这些风险可能导致患者发生意外或加重病情。临床护理高风险环节是指在临床护理工作中,易引发严重后果的关键节点,其风险来源具有多维性:患者个体差异(如年龄、基础疾病)、护理操作复杂性(如侵入性操作)、设备使用规范性、药物管理精准性及临床决策科学性等。这些环节若未得到有效管控,可能导致患者的病情加重或出现其他并发症、意外事件,甚至导致患者死亡。

临床护理高风险环节的风险控制是医院护理工作的重要内容,也是保障医疗质量安全的重要环节。对于护理人员来说,识别并做好这些高风险环节的管理非常重要。首先,护理人员需要分析和评估患者的病情,确定哪些环节是高风险环节。其次,制订风险管理计划,针对每个高风险环节制订相应的预防措施和解决方案。最后,实施风险管理措施,密切关注患者的病情变化,及时处理高风险环节出现的问题,做好记录和汇报工作。对于医院来说,临床护理高风险环节的管理和控制具有非常重要的意义。首先,它可以降低并发症和意外事件的发生率,避免对患者造成不必要的伤害。其次,它可以提高治疗效果,更好地实现患者的治疗目标。最后,它可以降低医疗纠纷的发生率,提高医院的竞争力。因此,医院应加强对临床护理高风险环节的管理和控制,确保患者的生命安全和健康。

护理风险管理包括护理风险分析、护理风险评估、护理风险控制和护理风险监测四个阶段。本书涉及的临床护理高风险环节管理主要包括压力性损伤风险管理、妇产科围手术期血栓风险管理、液体渗漏风险管理、跌倒风险管理。

(杨 弋)

第二章　压力性损伤风险管理

第一节　压力性损伤的定义及分期

一、定义

（一）压力性损伤的定义

1. **压疮**　指皮肤和/或皮下组织的局部损伤，通常位于骨隆突处，由压力或压力联合剪切力所致。

2. **压力性损伤**　2016年美国国家压力性损伤咨询委员会（National Pressure Injury Advisory Panel，NPIAP）、欧洲压疮咨询委员会（European Pressure Ulcer Advisory Panel，EPUAP）和泛太平洋压力性损伤联盟（Pan Pacific Pressure Injury Alliance，PPPIA）联合更新了压疮术语与分期，将压疮重新定义为压力性损伤。压力性损伤是发生在皮肤和/或潜在皮下软组织的局限性损伤，通常为发生在骨隆突处或与医疗或其他医疗设备有关的损伤，可表现为局部组织受损但表皮完整或开放性溃疡并可能伴有疼痛。剧烈和/或持续存在的压力或压力联合剪切力可导致压力性损伤出现。皮下软组织对压力和剪切力的耐受性可能受微环境、营养、灌注、合并症和软组织情况的影响。

（二）其他相关定义

1. **医疗器械相关性压力性损伤**　指因使用用于诊断或治疗的医疗器械而导致的压力性损伤，损伤部位形状通常与医疗器械形状一致。

2. **黏膜压力性损伤**　指因使用医疗器械导致相应部位黏膜出现的压力性损伤。由于这些损伤组织的解剖特点，这一类损伤无法进行分期。

二、分期

（一）1期压力性损伤

皮肤完整，局部皮肤完好，出现压之不变白的红斑，深色皮肤表现可能不同；指压变白红斑或者感觉、皮温、硬度的改变可能比观察到皮肤改变更先出现。此期的颜色改变不包括紫色或栗色变化，因为这些颜色变化提示可能存在深部组织损伤（文末彩图2-1）。

（二）2期压力性损伤

部分皮层缺失伴随真皮层暴露，伤口床有活性、呈粉色或红色、湿润，也可表现为完整的或破损的浆液性水疱，脂肪及深部组织未暴露，无肉芽组织、腐肉、焦痂。该期损伤往往是由于骨盆皮肤微环境破坏和受到剪切力作用，以及足跟受到剪切力作用导致。该分期不能用于描述潮湿相关性皮肤损伤,如失禁性皮炎、皱褶处皮炎及医疗黏胶相关性皮肤损伤或者创伤伤口(皮肤撕脱伤、烧伤、擦伤)(文末彩图 2-2)。

(三)3 期压力性损伤

全层皮肤缺失,常常可见脂肪、肉芽组织和边缘内卷。可见腐肉和 / 或焦痂。不同解剖位置的组织损伤的深度存在差异,脂肪丰富的区域会发展成深部伤口。可能会出现潜行或窦道。无筋膜、肌肉、肌腱、韧带、软骨和 / 或骨暴露(文末彩图 2-3)。如果腐肉或焦痂掩盖组织缺损的深度,则为不可分期压力性损伤。

(四)4 期压力性损伤

全层皮肤和组织的缺失,可见或可直接触及筋膜、肌肉、肌腱、韧带、软骨或骨头。可见腐肉和 / 或焦痂。常常会出现边缘内卷,窦道和 / 或潜行(文末彩图 2-4)。如果腐肉或焦痂掩盖组织缺损的深度,则为不可分期压力性损伤。

(五)不可分期压力性损伤

全层皮肤和组织缺失,由于被腐肉和 / 或焦痂掩盖,不能确认组织缺失的程度(文末彩图 2-5)。只有去除足够的腐肉和 / 或焦痂,才能判断损伤是 3 期还是 4 期。缺血肢端或足跟的稳定型焦痂(表现为干燥,紧密黏附,完整无红斑和波动感)不应去除。

(六)深部组织损伤

完整或破损的局部皮肤出现持续的指压不变白,呈深红色、栗色或紫色,或表皮分离呈现黑色的伤口床或充血水疱。疼痛和温度变化通常先于颜色改变出现。深色皮肤的颜色表现可能不同。这种损伤是由于强烈和 / 或长期的压力和剪切力作用于骨骼肌和肌肉交界面导致。该期伤口可迅速发展,从而暴露组织缺失的实际程度,也可溶解而不出现组织缺失。如果可见坏死组织、皮下组织、肉芽组织、筋膜、肌肉或其他深层结构,说明这是全皮层的压力性损伤(不可分期、3 期或 4 期)。该分期不可用于描述血管、创伤、神经性伤口或皮肤病。

第二节　压力性损伤的管理

一、管理模式

（一）PISETI 管理模式

PISETI 模型由 Dykes 等于 2009 年提出。PISETI 是患者（patient report）、信息（information access）、标识（signage）、环境（environment）、团队合作（teamwork）以及家属（involving patient or family）6 个要素的英文首字母。有研究表明，将 PISETI 管理模型应用于压力性损伤的管理，通过开发临床智能决策支持系统帮助临床护士自动识别、处理和分析信息，有利于提高 Braden 评分的准确率，快速有效提取压力性损伤高风险相关信息，提高临床护士判断压力性损伤情况的正确率，为后续干预措施的落实打好基础。

（二）PDCA 管理模式

PDCA 管理模式是进行质量管理活动的基本方法，按照计划（plan）、实施（do）、检查（check）、处理（action）的顺序进行质量管理。PDCA 循环过程中，大 PDCA 循环中套着小 PDCA 循环，其 4 个阶段是一个有机的整体，并且不断循环、不断进步。每一次 PDCA 循环过程都将改进措施纳入新一轮循环中，在新的目标推动下使质量不断提高，总体呈现螺旋式上升。压力性损伤的管理工作离不开分析总结，如管理制度是否健全；皮肤评估标准是否合理；护士是否具备慎独精神，主动及时上报压力性损伤情况等。因此，将 PDCA 循环应用于压力性损伤流程管理过程中能起到积极有效的指引作用。

（三）医疗失效模式与效应分析

医疗失效模式与效应分析（health failure model and effects analysis，HFMEA）是一种基于团队的、系统的、前瞻性的医院风险管理方法。HFMEA 通过系统性、前瞻性地检查医疗服务中可能发生风险的流程，优化或重新设计该流程，从而降低医疗风险发生的可能性或使医疗风险造成的损失降到最小。HFMEA 对于预防护理过程中的遗漏、差错、随意操作具有较高价值，在偏差管理中能发挥重要作用，可有效提升护理质量，保证患者安全。HFMEA 在对患者压力性损伤危险因素评估的基础上，充分利用该管理模式的纠错功能，不断完善护理过程中压力性损伤的预防体系，尽可能地降低压力性损伤的发生率及严重程度。HFMEA 强调防患于未然，构建科学的压力性损伤防治管理模式。

二、管理流程

压力性损伤的管理流程见图 2-6。

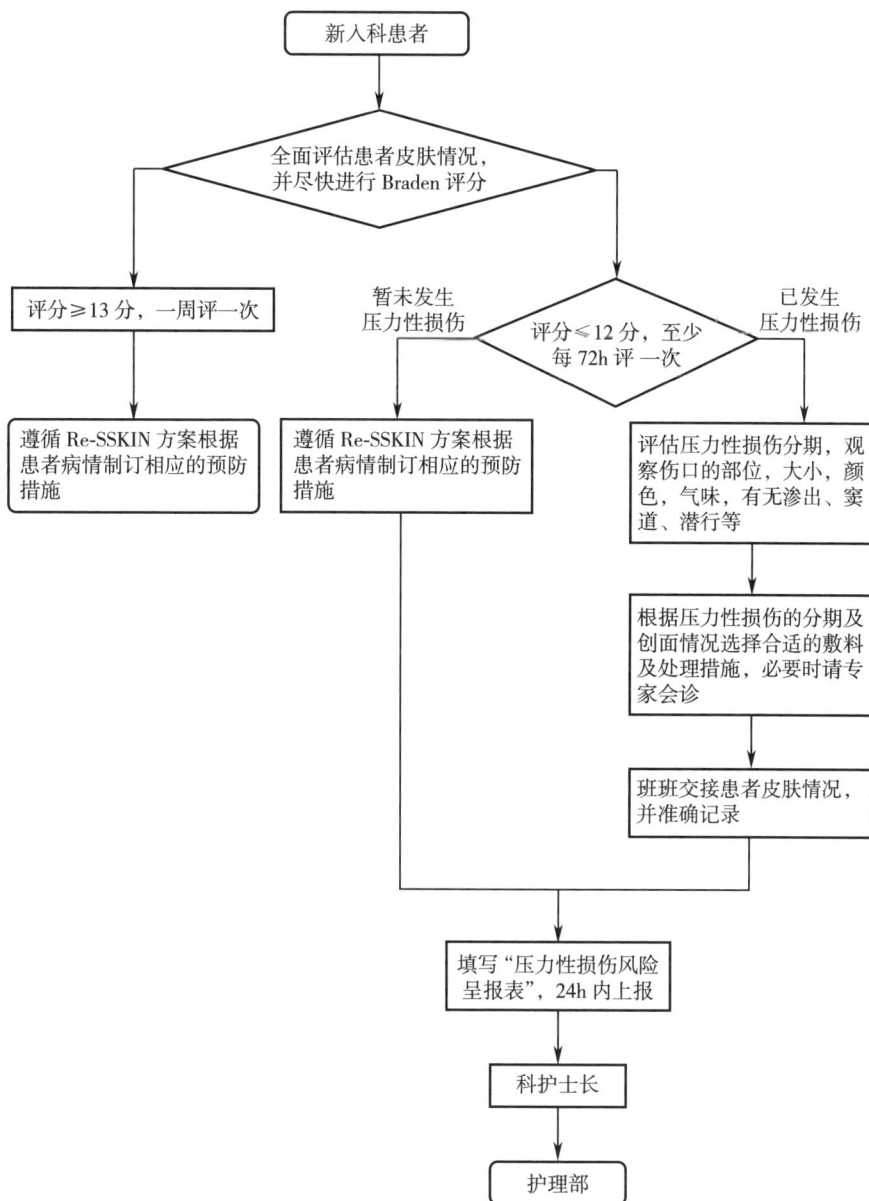

图 2-6　压力性损伤管理流程

第三节　压力性损伤的评估

一、风险因素

美国国家压力性损伤咨询委员会（National Pressure Injury Advisory Panel，NPIAP）、欧洲压疮咨询委员会（European Pressure Ulcer Advisory Panel，EPUAP）和泛太平洋压力性损伤联盟（PPPIA）2019 年更新了《压力性损伤的预防和治疗：临床实践指南》。

（一）新生儿 / 儿童风险因素

1. **年龄和照护依赖**　年龄偏小的患儿更易发生压力性损伤。患儿年龄越小，越缺乏对压力的感知和自主缓解压力的能力，无法识别和消除潜在的压力性损伤风险。此外，年龄偏小的患儿对照护者的依赖性较大，护理不当和预防疏忽即可成为压力性损伤形成的诱因。

2. **体位**　儿童的压力性损伤多发生在上半身，年龄偏小的患儿尤其是婴儿多见于枕部，年龄较大的患儿多见于骶尾部，其他好发部位包括足跟、脚踝和大腿等。因为对于婴幼儿来说，头部占了全身很大的比例，当他们仰卧时枕部便成了主要受压点，且稀少的头发及较少的皮下组织又增加了头部对压力和剪切力的敏感性。同时由于焦虑、疼痛等因素，患儿的头部往往剧烈地来回摆动，从而导致枕部压力性损伤的发生率高。

3. **器械压迫**　医疗器械可影响患儿正常的血液循环，改变灌注状态，也可产生移动限制和局部压迫，使受压局部的皮肤和组织发生严重的医疗器械相关性压力性损伤。与儿童压力性损伤有关的医疗器械有血压袖带、血压探测头、造瘘口管道、各类经鼻导管、氧气面罩、夹板、肝素帽、石膏、牵引、拐杖撑杆等。

4. **ICU 住院时间**　ICU 中的住院儿童病情危重，治疗措施复杂，他们是压力性损伤好发人群；该类患儿的院内压力性损伤具有发生率高、病因复杂的特点。

5. **手术时间**　手术时间越久，压力性损伤发生率就越高。

（二）成人风险因素

1. **患者自身因素**

（1）年龄：高龄是 ICU 患者压力性损伤的危险因素，老年人皮肤组织发生退行性改变，会降低保护作用。

（2）营养状况：营养不良、贫血、低蛋白血症等都会增加皮肤受损的风险。

（3）糖尿病：糖尿病与压力性损伤的发生有很强的相关性，糖尿病引起的灌注变化及神经病变会影响皮肤的敏感性和耐受性。

（4）意识障碍：意识障碍患者无法进行自主活动，也难以表达改变身体位置的需要，导致局部皮肤长时间受压。

2. 力学因素

（1）施加在皮肤和底层软组织上的压力和/或剪切力是导致压力性损伤的最直接原因。

（2）移动能力相关因素：由于机械通气和镇静镇痛治疗等原因，危重患者无法自主活动，导致发生压力性损伤的风险增高。

3. 其他因素

（1）血流灌注和循环状态的改变：血流灌注不足或血液循环减少，影响局部组织的血液循环，增加压力性损伤的发生风险。

（2）重症监护病房持续时间、机械通气、血管加压素使用、急性生理和慢性健康评分是成人重症患者压力性损伤的特定危险因素。

二、皮肤和组织评估

（一）对所有有压力性损伤风险的个人进行全面的皮肤和组织评估

1. 入院/转去其他医疗机构后尽快开始。

2. 作为每次风险评估的组成部分。

3. 根据压力性损伤危险程度持续进行阶段性评估。

4. 出院前评估。

（二）检查有压力性损伤风险的个体的皮肤，以确定是否存在红斑

使用指压法或透明盘法将可红性和非红性区别开来，并评估红斑的程度。

1. 指压法　将一根手指压在红斑区域 3s，移开手指，评估红斑处皮肤是否变白。

2. 透明盘法　使用一个透明板，向红斑区均匀施以压力，施压期间观察透明板下的皮肤是否变白。

（三）观察皮肤整体情况

骨隆突处皮肤为压力性损伤好发部位，应特别关注不同体位下的骨隆突处皮肤。

1. 平卧位　枕骨粗隆、肩胛部、脊椎隆突处、肘部、骶尾部、足跟部。

2. 俯卧位　额部、耳郭、面颊、鼻、下颌部、肘部、胸部、肩峰部、髂嵴、男性生殖器、膝部、脚趾。

3. 侧卧位　耳郭、肩峰部、肘部、股骨大转子处、膝关节内外侧、内外踝处。

4. 半坐卧位　枕骨隆突、肩胛部、肘部、骶尾部、坐骨部、足跟。

5. 使用医疗器械时,应关注与医疗器械接触部位及周围皮肤和黏膜的状况。

6. 指南提出了可考虑使用皮下湿度 / 水肿测量装置作为临床常规皮肤评估的辅助方法,在讨论部分也提到了多种皮肤评估的新技术,包括超声检查、激光多普勒血流测定等。

7. 有研究指出,皮肤颜色较深的患者 2~4 期压力性损伤的发生率显著高于皮肤颜色浅的患者,这可能与皮肤颜色较深难以观察到 1 期压力性损伤皮肤颜色的变化有关。指南建议在评估颜色深的皮肤时,将皮肤温度和皮下湿度作为重要的辅助评估策略,并密切观察受检部位水肿、硬度和疼痛的变化,也可考虑使用颜色图标对肤色进行客观评估。

三、营养评估

指南强调对有压力性损伤风险或有压力性损伤的患者进行全面营养评估,以及制订个性化的营养护理计划。推荐强度均由弱正向推荐改为强正向推荐,提示营养问题应得到临床医务人员的重视。指南中总结了一部分经过验证研究的营养筛选工具,包括微型营养评估、营养不良通用筛检工具、营养风险筛查 2002(nutritional risk screening 2002, NRS 2002)等。目前推荐使用 NRS 2002 对住院患者进行营养风险评估。

(一)对住院患者进行营养评估

1. 第一步营养初筛(表 2-1)。共有四个问题,若任何一个问题答案为"是",则进入第二步营养筛查;若均为"否",则下一周重新筛查。

表 2-1　营养筛查表

问题	答案
体重指数(BMI)<20.5kg/m^2	是或否
最近 3 个月内患者的体重是否有丢失	是或否
最近 1 个星期内患者的膳食摄入是否有减少	是或否
患者的病情是否严重	是或否

注:如果任何一个问题答案为"是",则进入第二步营养筛查;均为"否",则每周对患者进行一次重新筛查。

2. 第二步营养筛查(表 2-2)。总评分≥3 分:患者存在营养风险,需要营养支持;总评分 <3 分:每周进行营养风险筛查。

表2-2　NRS 2002营养风险筛查

| 姓名: | 性别: | 年龄: | 身高:　cm | 现体重:　kg | BMI:　kg/m² | 蛋白:　g/L |

| 疾病诊断: | | | | 科室: | | 住院号: |

| 住院日期: | | | | 手术日期: | | 测评日期: |

NRS 2002营养风险筛查总评分(疾病评分 + 营养状态评分 + 年龄评分):　　　分

疾病 评分	评分1分:髋骨骨折□　慢性疾病急性发作或有并发症者□　COPD□ 　　　　血液透析□　肝硬化□　一般恶性肿瘤患者□　糖尿病□ 评分2分:腹部大手术□　脑卒中□　重度肺炎□　血液系统恶性肿瘤□ 评分3分:颅脑损伤□　骨髓移植□　大于APACHE 10分的ICU患者□

小结:疾病评分

营养 状态 评分	1. BMI(kg/m²)　□小于18.5kg/m²(3分) 注:因严重胸腔积液、腹水、水肿得不到准确BMI时,无严重肝肾功能异 常者,用白蛋白替代(按ESPEN 2006)＿＿＿(g/L)(<30g/L,3分) 2. 体重下降>5%是在　□3个月内(1分)　□2个月内(2分)　□1 个月内(3分) 3. 一周内进食量较从前减少　□25%~50%(1分)　□51%~75%(2分) □76%~100%(3分)

小结:营养状态评分

年龄 评分	年龄≥70岁(1分)　　　　　　年龄<70岁(0分)

小结:年龄评分

对于表中没有明确列出诊断的疾病参考以下标准,依照调查者的理解进行评分。

1分:慢性疾病患者因出现并发症而住院治疗。患者虚弱但不需要卧床。蛋白质需要
　　量略有增加,但可通过口服补充来弥补。

2分:患者需要卧床,如腹部大手术后。蛋白质需要量相应增加,但大多数人仍可以通
　　过肠外或肠内营养支持得到恢复。

3分:患者在加强病房中靠机械通气支持。蛋白质需要量增加而且不能被肠外或肠内营
　　养支持所弥补。但是通过肠外或肠内营养支持可使蛋白质分解和氮丢失明显减少。

1. 总评分≥3分:(或胸腔积液、腹水、水肿且血清蛋白<35g/L者)患者处于营养不良
　　或存在营养风险,需要营养支持,结合临床,制订营养治疗计划。

2. 总评分<3分:每周进行营养风险筛查。如果总评分≥3分,即进入营养支持程序。

3. 如患者计划进行腹部大手术,就在首次评定时按照新的分值(2分)评分,并最终按
　　新总评分决定是否需要营养支持(≥3分)。

（二）其他营养状况评估指标

1. **体重状态**　近期是否有明显的体重下降（1 个月内体重下降≥5%；6 个月内体重下降≥10%）。

2. 是否接受肠外 / 肠内营养治疗。

3. 血清蛋白是否小于 35g/L。

4. 是否贫血（血细胞比容 <0.36 和血红蛋白 <120g/L）。

（三）个性化营养保健计划

为营养不良或有营养不良风险的压力性损伤患者或有压力性损伤风险的人员制订和实施个性化营养保健计划。详细的营养问题建议咨询专业的营养师或查询权威的营养指南，而对于口服不能满足营养需求的患者，建议根据患者个人意愿和护理目标，讨论肠内或肠外营养对预防压力性损伤发生或治疗压力性损伤的益处和危害。

四、疼痛评估

指南指出应对压力性损伤患者在伤口干预之前和干预期间进行全面的疼痛评估。

（一）视觉模拟评分法

视觉模拟评分法（visual analogue scale, VAS）（图 2-7）是一种常用的疼痛强度的单维度测量评估工具。

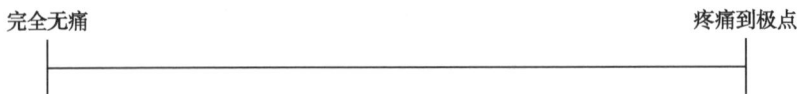

完全无痛　　　　　　　　　　　　　　　　　　　疼痛到极点

图 2-7　视觉模拟评分法

1. **对象**　成人。

2. **特点**　VAS 具有准确、简便易行、灵敏度高等特点。

3. **内容**　量表主要由一条 100mm 的直线组成，该直线的一端表示"完全无痛"，另一端表示"能够想象到的最剧烈的疼痛"或"疼痛到极点"。患者会被要求在这条直线上相应的位置做标记（用一个点或一个"×"等）以表示他们体会到的当时的疼痛强烈程度。

（二）语言分级评分法

语言分级评分法（verbal rating scale, VRS）（图 2-8）也是常用的疼痛评估工具之一。

1. **对象**　成人。

2. **特点**　将描绘疼痛强度的词汇通过疼痛量尺使用图形表达，使描绘疼痛强度的词汇更容易让患者理解和使用。

3. **内容**　将疼痛量尺与口述描绘评分相结合。

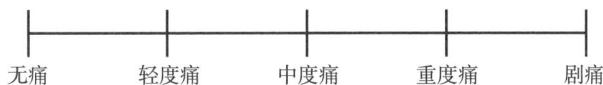

图2-8 语言分级评分法

（三）修订版Wong-Baker面部表情疼痛评估法

修订版 Wong-Baker 面部表情疼痛评估法（Wong-Baker faces pain scale revision，FPS-R）（图2-9）由6个面部表情组成。

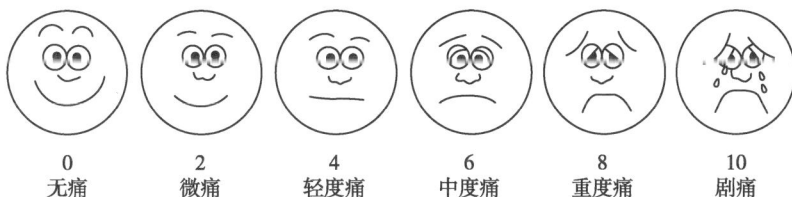

图2-9 修订版Wong-Baker面部表情疼痛评估法

1. **对象** 目前公认 FPS-R 可用于 3 岁以上患者。有研究人员认为，FPS-R 是老年患者疼痛评估的首选。

2. **特点** 被试者（患者）需要在评估前仔细观察辨识卡通表情，由于患者对每个面部表情所表现的疼痛程度的感受不同，测试结果会受到文化和其他干扰因素的影响。

3. **内容** FPS-R 要求患者对整体疼痛程度进行从 0（无痛）到 10（剧痛）的评分，同时 FPS-R 提供了 6 种面部表情的卡通图片（从微笑、悲伤至痛苦的哭泣等）来形象表达分值区域所代表的疼痛程度。

（四）数字分级评分法

数字分级评分法（numerical rating scale，NRS）有多个版本，其中最常用的是 NRS 0~10 版（图 2-10）。

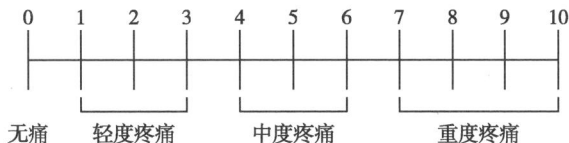

图2-10 数字分级评分法

1. **对象** 10 岁以上有一定文化程度的患者。

2. **特点** NRS 的分类比较清晰客观，可以帮助患者进行更准确的评估，从而提高不同患者之间在评估上的可比性。

3. **内容** 无疼痛（0）、轻度疼痛（1~3）、中度疼痛（4~6）、重度疼痛（7~10）。

五、评估工具

（一）成人压力性损伤风险评估工具

1. **Norton 压力性损伤风险评估量表（表 2-3）** 是 1962 年由 Norton 根据一项老年调查设计的量表。

（1）对象：老年患者在内的住院患者及门诊患者。

（2）特点：使用最早的压力性损伤风险评估量表；内容简单，通俗易懂。

（3）内容：量表包括身体状况、精神状态、活动力、移动力、失禁 5 个条目。

表 2-3 Norton 压力性损伤风险评估量表

评估内容	分值	评估说明
身体状况	4 分	良好：身体状况稳定，看起来很健康，营养状态良好
	3 分	尚可：一般身体状况稳定，看起来健康状况尚可
	2 分	虚弱：身体状况不稳定，看起来还算健康
	1 分	非常差：身体状况很危急，呈现病态
精神状态	4 分	清醒：对人、事、地点定向感非常清楚，对周围事物敏感
	3 分	冷漠：对人、事、地点定向感只有 2~3 项清楚，反应迟钝、被动
	2 分	混淆：对人、事、地点定向感只有 1~2 项清楚，沟通对话不恰当
	1 分	木僵：无感觉、麻木、没有反应、嗜睡
活动力	4 分	活动自如：能独立走动
	3 分	需协助行走：无人协助则无法走动
	2 分	轮椅活动：只能以轮椅代步
	1 分	卧床：因病情或医嘱限制而卧床不起
移动力	4 分	完全不受限制：可随意自由移动、控制四肢，活动自如
	3 分	稍微受限制：可移动、控制四肢，但需人稍协助才能翻身
	2 分	大部分受限制：无人协助下无法翻身，肢体瘫痪、肌肉萎缩
	1 分	移动障碍：无移动能力，不能翻身

续表

评估内容	分值	评估说明
失禁	4分	无：大小便控制自如，或留置尿管，但大便失禁
	3分	偶尔失禁：在过去24h内有1~2次大小便失禁之后使用尿套或留置尿管
	2分	经常失禁：在过去24h内有3~6次大小便失禁或腹泻情形
	1分	大小便失禁：无法控制大小便，且在24h内有7~10次失禁发生

（4）评分：每个条目均采用 Likert 4级评分，总分为5~20分。分数低表示危机增加。总分≤14分属于压力性损伤高危人群，总分12~14分表示中度危险，总分<12分表示高度危险。

2. Braden 压力性损伤风险评估量表（表2-4） 1987年由 Braden 和 Bergstrom 研发。可准确识别患者发生压力性损伤的危险因素，判断患者发生压力性损伤的危险程度。

（1）对象：老年人及内、外科成年患者，不能单独用于手术患者的压力性损伤风险因素评估。

（2）特点：国内外应用最为广泛的压力性损伤风险评估量表，信效度较稳定。条目内容解释清楚，便于临床使用。

（3）内容：主要包括感知、活动能力、移动能力、潮湿、营养及摩擦力和剪切力6个评估条目。

表2-4 Braden 压力性损伤风险评估量表

评估内容	分值	评估说明
感知（对压力所引起的不适感的反应能力）	4分	无受损：对言语指挥有反应，无感觉障碍，感觉或表达疼痛或不适的能力没有受限
	3分	轻度受限：对言语指挥有反应，但不能总是表达不适或需要翻身；或1~2个肢体感觉疼痛或不适的能力受限
	2分	非常受限：只对疼痛刺激有反应，只能通过呻吟或烦躁的方式表达不适；或身体一半以上部位感觉疼痛或不适的能力受限
	1分	完全受限：由于知觉减退或服用镇静剂而对疼痛刺激没有反应（没有呻吟、退缩或紧握表现）；或身体绝大部分感觉疼痛的能力受限

续表

评估内容	分值	评估说明
活动能力 （躯体活动 的能力）	4分	经常步行：醒着的时候每天至少可以在室外行走两次，室内至少每2h活动一次
	3分	偶尔步行：白天在帮助或不需要帮助的情况下可偶尔短距离行走；每天大部分时间在床上或椅子上度过
	2分	局限于轮椅：行走能力严重受限或不能行走，不能负荷自身重量而必须依赖椅子或轮椅
	1分	卧床不起：限制卧床
移动能力 （改变/控制 躯体位置的 能力）	4分	不受限：独立完成经常性的大幅度体位改变
	3分	轻度受限：能经常独立地改变躯体或四肢的位置，但变动幅度不大
	2分	严重受限：偶尔能轻微地移动躯体或四肢，但不能独立完成经常的或显著的躯体位置改变
	1分	完全受限：没有帮助的情况下不能完成轻微的躯体或四肢的位置改变
潮湿 （皮肤暴露 于潮湿环 境的程度）	4分	很少潮湿：皮肤通常是干燥的，只需按常规换床单即可
	3分	偶尔潮湿：皮肤偶尔潮湿，每天需要额外更换一次床单
	2分	经常潮湿：皮肤经常但不总是处于潮湿状态，至少每班要更换一次床单
	1分	持续潮湿：由于暴露于汗液、尿液等潮湿环境中，皮肤一直处于潮湿状态，每当移动患者或给患者翻身时都会发现患者的皮肤是潮湿的
营养 （日常进食 方式）	4分	营养丰富：每餐能摄入绝大部分食物，从来不拒绝任何一餐，通常摄入4份或更多蛋白量*，两餐间偶尔进食，不需要额外补充营养
	3分	营养充足：可摄入供给量一半以上。每天摄入4份蛋白量*，偶尔拒吃一餐，但通常会接受补充食物；或者管饲或全肠外营养能达到绝大部分的营养所需
	2分	可能缺乏：很少吃完一餐，通常只能摄入所给食物量的1/2。每天摄入3份蛋白量*。偶尔能进行每日规定量外的补充；或者摄入量略低于理想的液体或者管饲食物的量

续表

评估内容	分值	评估说明
营养 （日常进食 方式）	1分	非常缺乏：从未吃过完整的一餐，很少能摄入所给食物量的1/3。每天能摄入2份或以下蛋白量。摄入液体量很少。没有补充每日规定量以外的液体；或者禁食和/或进清流食或超过5d静脉输液
摩擦力和剪切力	3分	无明显问题：能独立在床上或椅子上移动，并且有足够的肌肉力量在移动时完全抬空躯体。在床上和椅子上总是保持良好的位置
	2分	有潜在问题：躯体移动乏力，或者需要一些帮助，在移动过程中，皮肤在一定程度上会碰到床单、椅子、约束带或其他设施。在床上或椅子上可保持相对好的位置，偶尔会滑落
	1分	有此问题：移动时需要中到大量的帮助，不可能做到完全抬空而不碰到床单，在床上或椅子上时经常滑落。需要大力帮助下重新摆体位；痉挛、挛缩或躁动不安通常导致摩擦

* 每份蛋白量标准：肉类（鱼、禽类、红肉等）为60~90g的熟肉、鱼或家禽。乳制品（牛奶、酸奶、奶酪等）约为200ml的牛奶或酸奶，或30g的奶酪。

（4）评分：得分范围为6~23分，分值越低，提示患者发生压力性损伤的风险越高。风险级别：15~18分为低危；13~14分为中危；10~12分为高危；≤9分为极高危。高危及以上患者床头需要贴标识警示，同时根据患者实际情况采取适当的防护措施。

（5）评估频率

1）首次评估：对于常规入院患者，入院2h内完成压力性损伤风险评估；对于危重症患者，建议先行抢救等首要治疗操作，病情稳定后尽快完成压力性损伤风险评估。

2）再次评估：根据评分情况决定评估频率。若评分≥13分，推荐至少每周评估一次；若评分≤12分，推荐至少每72h评估一次。

3）患者评分≤18分，至少每周进行一次营养评估（NRS 2002）。

4）病情变化时随时评估：病情变化导致患者的危险因素改变时，应随时评估。

3. Waterlow压力性损伤风险评估量表（表2-5） 1984年由Waterlow针对老年患者的一项研究中得来。该量表由Waterlow于2005年修订，目前应用较广泛的是2005年修订版。

表2-5   Waterlow压力性损伤风险评估量表

体重指数 （BMI）		皮肤类型		性别和年龄		营养筛查总分>2分应给予营养评估/干预	
中等 （BMI 20~24.9）	0	健康	0	男	1	是否存在体重减轻？	
超过中等 （BMI 25~29.9）	1	薄	1	女	2	是 B	
肥胖 （BMI>30）	2	干燥	1	14~49岁	1	否 C	
低于中等 （BMI<20）	3	水肿	1	50~64岁	2	不确定 C（记2分）	
		潮湿	1	65~74岁	3	B体重减轻程度	C是否进食很差或缺乏食欲？
		颜色差	2	75~80岁	4	0.5~5kg=1	否=0
		裂开/红斑	3	>81岁	5	5~10kg=2	是=1
						10~15kg=3	
						>15kg=4	
						不确定=2	

失禁情况		运动能力		组织营养不良		神经功能障碍	
完全控制	0	完全	0	恶病质	8	糖尿病/	
偶失禁	1	烦躁不安	1	多器官衰竭	8	多发性硬	
尿/大便失禁	2	冷漠	2	单器官衰竭	5	化症/	
大小便失禁	3	限制	3	外周血管病	5	心脑血管	4~6
		迟钝	4	贫血（HB<80g/L）	2	疾病	
		固定	5	吸烟	1	感觉受限	4~6
						半身不遂/ 截瘫	4~6

评分结果	药物使用和手术创伤	4
总分>10分：危险	外科/腰以下/脊椎手术	5
总分>15分：高度危险	手术时间>2h	5
总分>20分：非常危险	手术时间>6h	8

（1）对象：老年患者、成人外科患者、ICU患者。

（2）特点：具有内部一致性高、内容全面等特性；在欧洲国家使用更为广泛，是评估老年人群压力性损伤风险的主要量表；对于老年患者、ICU患者的压力性损伤预测效果较Braden压力性损伤风险评估量表及Norton压力性损伤风险评估量表好。

（3）内容：量表中涉及的压力性损伤危险因素更加全面，涵盖了体重指数、皮肤类型、性别和年龄、营养筛查总分、失禁情况、运动能力、组织营养不良、神经功能障碍、药物使用和手术创伤 10 个部分。

（4）评分：总评分为 4~40 分，分数越高，提示压力性损伤发生的风险越高。

4. 术中获得性压力性损伤风险评估量表　可参考中华护理学会团体标准 T/CNAS 29—2023《术中获得性压力性损伤预防》中推荐的相关量表。

（二）儿童压力性损伤风险评估工具

儿童压力性损伤风险评估工具 Braden-Q 压力性损伤风险评估量表（表 2-6），由 Curley 对 Braden 压力性损伤风险评估量表修订而来。

1. **对象**　适用于出生后 3 周至 8 岁儿童。

2. **特点**　目前国内外应用最为广泛的儿童压力性损伤风险评估量表，着重体现儿童患者特殊的生长发育需要。

表 2-6　Braden-Q 压力性损伤风险评估量表

项目	分值	评估细则
移动能力（改变/控制躯体位置的能力）	4 分	不受限：独立完成经常性的大幅度体位改变
	3 分	轻度受限：能经常独立地改变躯体或四肢的位置，但变动幅度不大
	2 分	严重受限：偶尔能轻微地移动躯体或四肢，但不能独立完成经常或显著的躯体位置变动
	1 分	完全受限：没有帮助的情况下不能完成轻微的躯体或四肢的位置变动
活动能力（躯体活动的能力）	4 分	经常步行：每天至少 2 次室外行走，白天醒着时至少每 2h 行走一次
	3 分	偶尔步行：白天在帮助下或不需要帮助的情况下偶尔可以走一段路。每天大部分时间在床上或椅子上度过
	2 分	局限于轮椅：行动能力严重受限或没有行走能力
	1 分	卧床不起：限制在床上
感知（机体对压力所引起的不适的反应能力）	4 分	不受限：对其讲话有反应，机体没有对疼痛或不适的感觉缺失
	3 分	轻度受限：对其讲话有反应，但不是所有时间都能用语言表达不适感。或者机体的一到两个肢体对疼痛或不适感觉受限
	2 分	严重受限：只对疼痛刺激有反应，能通过呻吟、烦躁的方式表达机体不适。或者机体一半以上的部位对疼痛或不适感觉障碍
	1 分	完全受限：对疼痛刺激没有反应（没有呻吟、退缩或紧握）或绝大部分机体对疼痛的感觉受限

续表

项目	分值	评估细则
潮湿 （皮肤处于 潮湿状态 的程度）	4分	很少潮湿：皮肤通常是干燥的，只需正常换尿布即可，床单仅需要每 24h 更换一次
	3分	偶尔潮湿：皮肤偶尔处于潮湿状态，每天大概 12h 换一次床单
	2分	经常潮湿：皮肤经常但不总是处于潮湿状态，床单至少每 8h 更换一次
	1分	持久潮湿：由于出汗、小便等原因皮肤一直处于潮湿状态，每当移动患者或给患者翻身时就可以发现患者皮肤是潮湿的
营养 （平常的食 物摄入模 式）	4分	营养摄入良好：日常饮食可获得成长所需营养物质，无须补充其他食物
	3分	营养摄入适当：管饲或 TPN 能获得足量的成长所需营养物质
	2分	营养摄入不足：流食或导管喂养 / 通过胃肠外营养不能完全获得成长所需营养物质或血清白蛋白 <30mg/L
	1分	重度营养摄入不足：禁食和 / 或清流食摄入或血清白蛋白 <25mg/L 或静脉输液大于 5d
摩擦力和剪 切力	4分	无明显问题：变换体位时能完全抬起身体，能独立在床上或椅子上移动，并且有足够的肌肉力量在移动时完全抬空躯体。在床上和椅子上总是保持良好的位置
	3分	有潜在问题：躯体移动乏力，或者需要一些帮助，在移动过程中，皮肤在一定程度上会碰到床单、椅子、约束带或其他设施。在床上或椅子上可保持在相对好的位置，偶尔会滑落下来
	2分	有此问题：移动时需要中到大量的帮助，不可能做到完全抬空而不碰到床单，在床上或椅子上时经常滑落。需要在大力帮助下重新摆体位
	1分	有重要问题：痉挛、挛缩、瘙痒或躁动不安通常导致持续的扭动和摩擦
组织灌注与 氧合	4分	非常好：血压正常；氧饱和度 >95%；血红蛋白水平正常；毛细血管回流时间 <2s
	3分	充足：血压正常；氧饱和度 <95% 或血红蛋白水平 <100mg/L；或毛细血管回流时间 >2s；血清 pH 正常
	2分	缺乏：血压正常；氧饱和度 <95% 或血红蛋白水平 <100mg/L 或毛细血管回流时间 >2s；血清 pH<7.40
	1分	极度缺乏：低血压（MAP<50mmHg；新生儿 MAP<40mmHg）；氧饱和度 <95%；血红蛋白水平 <100mg/L；正常患儿无法耐受体位变换

3. **内容** 量表包括 7 项,分别是"移动能力""活动能力""感知""潮湿""摩擦力和剪切力""营养""组织灌注与氧合"。

4. **评分** 总分 28 分。16~23 分为低危;13~15 分为中危;10~12 分为高危;≤9 分为极高危。低危及以上患者均须填写"压力性损伤危险评估表",于患者床头悬挂"压力性损伤"标识,同时根据患者实际情况采取适当的防护措施。

第四节 压力性损伤的预防

一、Re-SSKIN 方案构建

由于缺乏标准的压力性损伤预防方案,四川大学华西第二医院通过循证的方法构建了预防压力性损伤的标准化预防策略,建立了 Re-SSKIN 方案。通过临床验证,该方案有利于降低压力性损伤的发生率、减轻患者痛苦、节约医疗成本、缩短住院时间,同时该方案也为各级医院进行护理质量评价与过程监控提供了参考依据。Re-SSKIN 方案的具体构建方法如下:

（一）**明确问题**

为获取预防压力性损伤的最佳证据,采用 PICOS 原则（participants:研究对象;intervention:干预;comparison:对照;outcome:结局;study design:研究设计）形成此次循证护理的初始问题,P:有压力性损伤发生危险的术后患者;I:压力性损伤预防措施;C:常规护理措施,即每 2h 翻身,按摩骶尾部皮肤;O_1:压力性损伤高危患者识别率;O_2:压力性损伤发生率及分期情况;O_3:压力性损伤患者投入花费比较;S:指南、证据总结（ES）、系统评价、Meta 分析。

（二）**系统文献检索**

采用主题词与自由词结合方式进行检索,以"压疮"或"压力性损伤"或"褥疮"或"受压溃疡"或"压力性溃疡"和"预防"为中文关键词,以"pressure ulcer*""pressure injur*""pressure sore""bed sore""decubitus*"和"prevention"为英文关键词,采用多渠道系统、全面地检索国内外所有相关的文献。

（三）**严格评价证据**

指南的质量评价采用英国 2012 年更新的《临床指南研究与评价系统》,系统评价根据 AMSTAR（assessment of multiple systematic reviews）工具进行方法学质量评价。由 2 名研究者独立按照相应文献类型的质量评价标准对文献进行分级和评价,出现无法达成一致意见的分歧时,由第 3 名研究者介入并达成共识,进行纳入或剔除。当不同来源的证据结论存在冲突时,本文所遵循的纳入原则为循证证据优先,高质量证据优先,证据发表时间优先,由小组成员(共 5 人)投票对该文献作出纳入、排除或审慎纳入的决定。

（四）汇总证据

共纳入文献 1 979 篇,根据纳入排除标准,阅读标题、摘要排除 1 919 篇文献,阅读全文,排除重复报告,最终纳入指南 5 篇、系统评价 2 篇,形成压力性损伤预防策略。

1. 建立压力性损伤预防团队。
2. 加强医护人员压力性损伤相关知识培训。
3. 患者压力性损伤风险评估及筛查。
4. 患者皮肤评估。
5. 正确的体位更换。
6. 实施皮肤保护。
7. 改善患者营养及皮肤状态。
8. 改变支撑面。
9. 健康教育。

（五）基于证据构建 Re-SSKIN 干预方案

循证小组成员结合临床实践,参考 SSKIN 方案框架,制订了 Re-SSKIN 干预方案。该方案形成后,循证小组对 5 名专家(1 名国际伤口治疗师,2 名副主任护师,2 名 10 年以上工作经历的护士)进行了咨询,对方案的可行性进行了讨论。方案形成后,在医院科室方便抽样,选取了 10 名具有压力性损伤风险的患者进行预试验,测试干预方案的可行性,最终形成了 Re-SSKIN 干预方案。

二、Re-SSKIN 方案具体内容

（一）风险评估（risk assessment）

1. 所有患者都具有压力性损伤的潜在风险,入院时应尽快进行评估,在评估压力性损伤风险时,考虑使用有效的量表来支持临床判断。结合患者年龄、既往史、诊断、活动情况、营养情况、认知等,进行全面检查并记录。高危患者在床头卡标注压力性损伤风险标识,已发生压力性损伤的患者,除标识外,交班报告中还应写明,每班评估其大小及深度,如覆盖敷料,则需要评估敷料是否清洁、干燥,固定是否稳妥、恰当,并做好记录。

2. 每次评估时,均应进行全面的皮肤检查,并记录。

3. 如果临床状态发生变化(例如手术后、基础病情恶化或活动能力发生变化),应重新评估压力性损伤风险。

4. 手术患者考虑手术前固定时间、手术时间与手术相关风险的影响。

5. 考虑医疗设备对压力性损伤的风险。

6. 为高风险患者制订个性化护理计划,并考虑以下因素:风险和皮肤评估的结果、对特定风险部位进行减压、患者活动和更换体位的能力、患者感知觉能力、合并症（如糖尿病、灌注及循环不足）、患者偏好。

7. 注意评估患者的疼痛，因为疼痛会影响患者的活动能力。

（二）教育培训（education）

1. **患者教育**　由经过系统培训的医护人员及时、有针对性地向高危患者及其照护者进行健康教育，包括：介绍压力性损伤发生的原因、早期征兆、预防措施、并发症，演示预防压力性损伤的技术和设备。健康教育时，需要考虑患者的个体差异，如患者可能存在退行性疾病、行动障碍、神经功能障碍、认知障碍、组织灌注受损等。

2. **医护培训**

（1）建立压力性损伤预防团队。

（2）为医护人员提供预防压力性损伤的培训，内容包括：识别高危患者和压力性损伤的方法、预防进一步损伤的措施、压力性损伤的上报流程。

（3）若出现高危患者，加强对医护人员的培训，内容包括：风险评估和皮肤评估；协助翻身及减压设备知识培训、与患者和照护者的沟通技巧等。

（4）编写《压力性损伤操作手册》，制订科室压力性损伤管理 SOP（见文末拉页图 2-11）。查阅文献，更新压力性损伤预防相关知识，进行全科培训考核。

3. **健康教育方法**　运用健康信念模式（the health belief model, HBM）对患者及护士进行健康教育。该模式最早由 Hochbaum 于 1958 年提出，其后经 Becker、Rosenstock 等社会心理学家的修订逐步完善，是目前用以解释和指导干预健康相关行为的重要模式。健康信念模式遵照认知理论原则，强调个体的主观心理过程对行为的主导作用，认为 HBM 是人们接受劝导、改变不良行为、采纳健康行为的关键。健康信念模式建立在需要和动机理论、认知理论和价值期望理论的基础上，关注人对健康的态度和信念，重视影响信念的内外因素。该模式指出人们要采取某种促进健康行为或戒除某种危害健康行为，应具备以下 4 方面的认知：重要性、益处与障碍、自我效能和持续督促。

（1）对患者及其家属实施以健康信念模式为理论指导的健康教育

1）重要性：向患者及其家属介绍压力性损伤的特点、易感人群、发生的原因及危害，如加重病情、增加感染的机会、产生疼痛等，使其认识到压力性损伤的重要性。

2）益处与障碍：使患者了解预防压力性损伤的益处与障碍，护士向患者及其家属介绍如何预防压力性损伤的发生，如教会其减压抬起法，通过讲解、图片、知识卡片等方式让患者及其家属知晓预防压力性损伤的益处与障碍。

3）自我效能：帮助患者树立预防压力性损伤的信心，如协助患者床上翻身活动、为患者提供翻身枕及预防性敷料等预防性用具。

4）持续督促：护士充分认识影响患者压力性损伤的因素后，向患者及其家属发放预防压力性损伤知识卡片，定时观察患者行为，督促患者坚持完成压力性损伤预防的自我锻炼。

（2）基于健康信念模式对护士进行压力性损伤相关制度的培训与考核

1）重要性：针对压力性损伤的概念、分期、预防措施及压力性损伤对患者的危害开展知识培训，强调护士掌握压力性损伤相关知识的重要性。例如，鼓励护士积极参加压力性损伤护理论坛，在晨会、例会上，对全体护士进行压力性损伤管理制度及新进展的培训，强化皮肤保护意识。

2）益处与障碍：使护士了解掌握压力性损伤相关制度的益处 —— 通过掌握压力性损伤管理制度，对不同患者皮肤实施个性化护理，杜绝压力性损伤不良事件的发生；同时使护士了解压力性损伤相关制度实施的障碍和难点。

3）自我效能：帮助护士树立掌握压力性损伤相关知识的信心。鼓励护士遇到临床问题时积极查阅文献，学习压力性损伤的护理新进展。

4）持续督促：护士长、组长每日抽查护士对患者皮肤护理情况，每日晨交班抽查护士对压力性损伤相关制度的掌握情况，加强压力性损伤制度及指南培训，培训前后进行理论考试，检验培训结果，持续督促护士遵照压力性损伤相关制度实施压力性损伤风险评估和预防。

（三）**皮肤检查（skin inspection）**

1. 皮肤评估应包含枕部、耳郭、鼻部等皮下脂肪较少的部位。

2. 评估时应考虑到患者主观疼痛感受和舒适度，并进行皮肤检查（完整性，颜色，温度及湿度，是否存在失禁、水肿、发炎等）。

3. 判断皮肤压红的性质。

4. 若为高危患者，增加皮肤评估次数。

（四）**支撑面（surface）**

1. 考虑患者活动能力、身材、体重、是否已有压力性损伤等因素合理分配压力。

2. 对所有正在接受手术或有手术压力性损伤风险的患者，在手术台上及时分散支撑面压力。

3. 做好重点部位的减压保护，选择合适的减压工具，如气垫床、翻身枕，使用泡沫敷料、水胶体敷料等。

4. 保持被服、床单位的平整、清洁、干燥。

5. 做好管路固定，妥善安置管路及监护导联线等，避免压迫皮肤或压于皮肤下。

6. 定期检查医疗设备固定处支撑面的张力，并尽可能对患者的舒适度进行评估，及时评估接触面是否有压力性损伤迹象。

（五）移动及活动（keep moving）

1. 协助患者在床上翻身活动，避免单人翻动患者，避免拖拽患者，翻动时需要抬起臀部，减少皮肤与床单之间的摩擦。

2. 制订减压时间表，记录减压的频率和持续时间。

3. 抬高患者床头时，角度应小于30°，减少剪切力。

4. 使用泡沫垫沿小腿全长将足跟抬起，膝关节应呈轻度屈曲（5°~10°）。

5. 患者侧卧/翻身时，躯干与床单位之间角度应小于30°，避免局部压力过大。

6. 鼓励高危患者至少每2h更换体位1次，若不能自主更换，协助翻身，记录翻身频率。

7. 患者不能翻身时，可采用"减压抬起法"，可由护士协助患者将受压局部（例如臀部）短时间抬离支撑面。

（六）失禁护理（incontinence）

详见第七节压力性损伤的治疗中的失禁相关性皮炎的预防和处理。

（七）营养支持（nutrition）

1. 使用有效的工具对患者进行营养筛查和评估。

2. 勿对营养摄入足够的患者提供营养补充剂。

3. 指南建议对有营养不良的压力性损伤人群，提供每日每千克体重30~35kcal（125.52~146.44kJ）热量和1.25~1.50g蛋白质。必要时由医生请营养科会诊。

4. 对营养不良或有营养不良风险的患者，若不能通过正常饮食摄入达到营养要求，应提供高热量、高蛋白的营养补品。

5. 禁食患者遵医嘱做好肠内、肠外及补液营养支持。

6. 勿对皮肤含水量足够的患者静脉输液。

三、预防压力性损伤的误区

1. **使用气垫圈** 对于水肿和肥胖者，气垫圈会使局部血液循环受阻，造成静脉充血与水肿，同时妨碍汗液蒸发而刺激皮肤，不宜使用。

2. **按摩皮肤** 局部按摩使骨隆突处组织血流量下降，组织活检显示该处组织水肿、分离。应避免按摩作为各级压力性损伤的预防措施。

3. **频繁、过度清洁皮肤** 频繁、过度清洁皮肤易导致皮肤抵抗力下降，皮肤屏障受损，皮肤脆性增加，会加重压力性损伤。

4. **使用热水或乙醇擦拭皮肤** 使用热水或乙醇擦拭皮肤对皮肤有刺激性，易导致皮肤屏障受损，同时增加局部组织耗氧，加重压力性损伤的程度。

5. **独立搬运危重患者** 独立搬运患者不能有效将患者抬离床面，易发生拖拽，增加皮肤与支撑面之间的摩擦力，导致局部皮肤组织受损。

6. 使用烤灯　使用烤灯等使皮肤干燥,会导致组织细胞代谢及需氧量增加进而造成细胞缺血,甚至坏死。应避免使用加热装置。

7. 涂抹凡士林、氧化锌软膏等　涂抹凡士林、氧化锌软膏等油性剂导致皮肤无透气性,亦无呼吸功能,水分蒸发量维持在一个较低水平,远低于正常皮肤的水分蒸发量,导致皮肤浸渍。

第五节　压力性损伤的上报流程

各医院对压力性损伤的呈报形式不尽相同,如有的医院采用分层上报或者直接上报相关部门的形式。以下为四川大学华西第二医院压力性损伤高危患者/患者呈报制度相关内容。

一、风险呈报

Norton 评分≤14 分者,Braden 评分≤12 分者,Braden-Q 评分≤16 分者,外院带入压力性损伤患者,应及时填写"压力性损伤风险呈报表",在 24h 内上报至科护士长,科护士长填写意见后上报护理部。呈报表中"简要病情及压力性损伤可能发生发展的危险因素"栏主要填写患者床号、登记号、姓名、性别、年龄、入院日期、诊断、高危因素等;如果已发生压力性损伤,则需要说明压力性损伤的部位、范围、程度等。"护理措施"栏需要写出拟采取的相关治疗和护理措施。一旦排除高危因素或患者出院,须及时填写"结果"栏,并将填写完整的"压力性损伤风险呈报表"反馈至护理部。

二、不良事件上报

住院期间患者发生压力性损伤,应填写"医疗安全不良事件或隐患报告表",按"医疗安全不良事件及隐患报告制度与报告程序"执行。

第六节　压力性损伤的测量方法及记录

一、相关概念

1. **孔道**　延伸至伤口的开放性孔道,或者其他伤口。

2. **隧道**　可见边缘下方伤口的边缘扩大。

3. **窦道**　周围皮肤和伤口床之间形成的纵行腔隙,能探到腔隙的底部或盲端。

4. **瘘管**　两个空腔器官之间,或从一个空腔器官到皮肤之间的通道称瘘管。

5. **潜行**　伤口皮肤边缘与伤口床之间的袋状空穴称潜行。

二、测量要点

1. **注意事项**　每次测量时将患者置于相同的自主体位,调整体位充分暴露需要测量的部位,测量时不要拉扯创面的边缘。

2. **长宽**　12点(头)到6点(足趾)方向为长;3点到9点方向为宽(文末彩图2-12)。

3. **深度**　生理盐水湿润棉签,垂直于创面,中指放在棉签对应的皮肤位置,取出棉签与直尺比对长度(文末彩图2-13)。

4. **孔道**　生理盐水湿润棉签,探及伤口底部,用手标记位置并取出,然后与直尺比对长度,并记录方向(时钟法)。

5. **隧道**　同孔道,记录伤口最深的点。

6. **体积**　注入和回抽无菌生理盐水得出体积。

三、记录内容

护理观察记录中应记录的内容包括:伤口部位、伤口大小、伤口深度、伤口颜色、渗液量、伤口气味、有无腔洞或潜行、窦道方向及深度、伤口边缘及周围情况、感染情况、有无疼痛等。

第七节　压力性损伤的治疗

一、疼痛的治疗

1. 指南推荐使用非药物性疼痛管理策略作为一线策略和辅助治疗,以减轻与压力性损伤有关的疼痛。其包括与患者交谈、冥想法和音乐疗法等。

2. 除使用疼痛评估工具外,还需要关注患者的肢体语言,在为患者翻身时尽量减轻患者伤口处的疼痛;也可采用湿性愈合原则,在伤口处使用预热至室温的吸收能力好的敷料以减轻疼痛感。

3. 换药或去除敷料时,易导致伤口及周边皮肤疼痛,应尽量减轻治疗操作所致疼痛。可选用更换频率较低的非黏性伤口敷料。

4. 鼓励患者在任何引发疼痛的治疗过程中主动提出"暂停"要求。

5. 如果需要并且在没有禁忌证的情况下,可以考虑使用局部阿片类药物来治疗急性压迫性疼痛。

6. 定期进行镇痛以控制疼痛。

二、清洁与清创

1. 对压力性损伤清洗和/或清创有利于创面的愈合,指南建议清洗压力性损伤和创面周围的皮肤,对怀疑或已有感染的创面使用有抗菌作用的清洗剂。

2. 除非是创面出现感染,否则不要破坏缺血型四肢和足跟部稳定、坚硬、干燥的焦痂。

3. 清除失活的组织和疑似或已确认的生物膜,持续清创直至创面覆盖新的肉芽组织。

三、换药法

(一)1 期压力性损伤(指压不变白红斑,皮肤完整)

主要处理方法为去除致病原因,防止压力性损伤的发展。可用水胶体敷料粘贴在发红和容易产生摩擦力的部位。也可用泡沫敷料或软聚硅酮泡沫敷料减轻压力。若敷料无卷边和脱落,通常 1 周左右更换,若有渗液流出或卷边,则根据敷料饱和情况及时更换。

(二)2 期压力性损伤(部分皮层缺失伴真皮层暴露)

1. **创面渗液少**　使用水胶体或水凝胶敷料,根据渗液 2~3d 更换。

2. **创面渗液多**　使用藻酸盐敷料、水胶体敷料 / 泡沫敷料,3~5d 更换。

3. **水疱的处理**

(1)小水疱:注意保护,让其自主吸收,可用水胶体敷料。

(2)大水疱:局部消毒后,用无菌注射器抽出水疱内液体,早期保留疱皮,表面覆盖透明薄膜,水疱内再次出现较多液体时,可在薄膜外消毒后直接穿刺抽液,薄膜 3~7d 更换。

(三)3 期(全层皮肤缺失)及 4 期(全层皮肤与组织缺失)压力性损伤

遵循 TIME 原则(tissue:清除坏死组织;infection:控制感染;moisture:保持创面湿度平衡;edge:纠正细胞功能)。

1. **黑色期(当创面被黑色焦痂覆盖,伤口无渗液或少量渗液)**　可用水凝胶或离子持续交换型敷料,1~2d 更换。

2. **黄色期(伤口被较多黄色坏死组织覆盖时,伤口渗液增多)**　可用高渗盐敷料、藻酸盐敷料、水胶体敷料和高吸收敷料或纱布外敷,2~3d 更换。

3. **红色期(当伤口有较多红色肉芽组织生长)**　可用泡沫敷料,3~5d 更换。

4. 当发现伤口内有潜行或窦道时,评估潜行范围和窦道深度,可用脂质水胶体敷料、高渗盐水敷料、亲水性纤维敷料、藻酸盐敷料等填塞或引流(填充敷料要接触到潜行或窦道的基底,但填充不可太紧,否则会对伤口产生压力,阻碍伤口生长)。

(四)不可分期压力性损伤(全层皮肤和组织缺失,损伤程度被掩盖)

清创是基本的处理原则。只有去除足够的腐肉和 / 或焦痂,才能判断损伤为几期,足跟部稳定的干痂予以保留。根据患者具体情况,先清除伤口内焦痂和坏死组织,再确定分期,处理同 3、4 期压力性损伤。

(五)深部组织损伤(持续的指压不变白,颜色为深红色、栗色或紫色)

可用液体敷料外涂;如出现水疱,可按 2 期压力性损伤处理;如局部形成薄的焦痂,可按焦痂伤口处理;如有较多的坏死组织,进行伤口清创,按3、4期压力性损伤处理。

(六)医疗器械相关性及黏膜压力性损伤

1. 局部使用泡沫敷料减压,保护皮肤。

2. 合理固定器械位置。

3. 交接班时需要检查受压部位黏膜。

4. 发现皮肤红肿或受损,进行局部消肿、清创、生理盐水冲洗,清洁创面。

(七)局部处理注意事项

1. 严格遵循无菌操作原则。

2. 可用生理盐水涡流式冲洗创面(不主张创面过多使用消毒液),伤口边缘至周围5cm区域,干燥后用敷料封闭伤口。

3. 如怀疑伤口有感染,不能用密闭性湿性愈合敷料。

四、失禁相关性皮炎的预防和处理

失禁相关性皮炎(incontinence-associated dermatitis,IAD)是指皮肤长期暴露在尿液、粪便中所导致的皮肤炎症,其表现为皮肤表面有红疹或水疱,或伴浆液性渗出、糜烂、皮肤二重感染,易与2期压力性损伤混淆。

(一)失禁相关性皮炎的临床表现

1. 皮肤红斑通常呈镜面效应,左右对称。

2. 不是所有的IAD都会出现皮肤破溃。

3. 真菌感染的皮疹通常从中心部位向四周扩散,颜色为亮红色;点状丘疹或脓疱一般出现在延伸进正常皮肤的皮疹边缘。

4. IAD影响的皮肤范围不仅限于会阴(肛门与外阴或阴囊之间的部位),而是取决于皮肤接触尿液和/或粪便的程度。

(二)失禁相关性皮炎的预防与处理 —— 结构化皮肤护理方案

1. 处理失禁

(1)对患者进行全面评估,明确失禁发生的原因。

(2)与医生沟通,针对病因采取措施,中断尿液和粪便对皮肤的刺激并制订护理计划。

(3)保持衣物、被服及床单的清洁、干燥,潮湿时及时更换。患者有大小便失禁及阴道流血时,及时更换护理垫,保持局部皮肤的清洁、干燥。

(4)采取行为干预,如营养管理、液体摄入管理、如厕技巧训练等。

(5)应用成人纸尿裤之类的吸收性产品。

2. 局部清洗

(1)清洗时应选择pH接近正常皮肤的皮肤清洗液,"免冲洗"的皮肤清洁剂使用后皮肤待干速度快,可减少通过擦拭皮肤使其干燥等措施造成的皮肤损伤。

（2）失禁护理湿巾由软滑的一次性无纺布制成,可以减少摩擦造成的损伤。

（3）理想的清洗频率尚未确定,应根据失禁程度而定,建议至少每日一次或每次大便失禁之后清洗皮肤。国外有研究发现对 IAD 患者每 6h 实施一次皮肤清洗和保护的效果优于每 12h 一次。

3. 保护皮肤

（1）清洗之后,可用皮肤保护剂涂抹皮肤（如喷雾、泡沫、乳剂、膏剂等）以达到预防和治疗 IAD 的效果。若出现 IAD,使用皮肤保护剂可在角质层与潮湿或刺激物之间形成保护层,加快皮肤修复。

（2）若皮肤已破损,为保护皮肤,不能用油剂。

（3）关于皮肤保护剂涂抹皮肤的频率,国内有研究显示每 8h 一次与每12h 一次的效果无差别。

（4）其他皮肤保护方法

1）透明薄膜:透气防水,但液体从边缘渗漏后易卷边,对糜烂皮肤效果差。

2）肛门栓子:柔软,不会损伤肛门括约肌,可引流稀水样大便,还可冲洗,每月更换。

3）肛管、带囊气管插管:引流水样便,材质坚硬不舒适,管道易堵,易致肛门、直肠损伤,缺血坏死,易脱出,仍有少量粪水流出。

4）伤口保护膜:形成一层透明薄膜,阻隔大小便浸渍,避免细菌污染。

5）亲水性敷料:阻止细菌入侵,防水,适用于皮炎及糜烂的皮肤。

6）造口袋:对于持续性失禁患者,可用造口袋收集大便。

（5）撕除敷料、敷贴时,应动作轻柔、缓慢,避免暴力撕扯,减少皮肤受损。

（6）推荐护理方法:根据皮损情况增加涂抹层数,如交替涂抹法,依次为液体敷料 - 造口粉 - 液体敷料 - 造口粉 - 液体敷料 - 造口粉或水胶体敷料。

4. 失禁相关性皮炎与 1、2 期压力性损伤的区别见表 2-7。

表 2-7　失禁相关性皮炎与 1、2 期压力性损伤的区别

参数	IAD	1 期压力性损伤	2 期压力性损伤
病因	大 / 小便失禁	压力 / 剪切力	压力 / 剪切力
范围	粪便 / 尿液污染处	骨隆突处、受压部位	骨隆突处、受压部位
伤口床颜色	发亮、发红、无坏死组织	指压不变白的红斑、皮肤完整	粉红或红色的开放性伤口、水疱

续表

参数	IAD	1期压力性损伤	2期压力性损伤
伤口周围颜色	发红、水肿	正常、水肿	正常、水肿
形状	斑点状、边缘界限模糊不清	边缘或边界清晰	伤口边缘清晰
疼痛	痒感、刺痛感	锐性疼痛,无痒感,移动时痛感增加	锐性疼痛,无痒感,移动时痛感增加
味道	尿液、粪便味道	无	一般无,感染时有
其他	念珠菌感染	出现继发性软组织感染	出现继发性软组织感染

五、感染和生物膜

对于压力性损伤的创面感染和生物膜覆盖,最重要的是及时发现,尽早对症处理,从而促进创面愈合。

（一）若出现以下情况则高度怀疑局部感染

1. 创面愈合延迟,适当治疗后 2 周没有愈合迹象。

2. 创面深或面积大,伤口破裂,存在坏死组织,肉芽组织易碎。

3. 伤口床出现袋状或桥接,渗出物增多或性状改变,周围组织温度升高,疼痛,恶臭。

（二）若出现以下现象则高度怀疑创面有生物膜

1. 适当抗生素治疗后仍无法愈合,抗生素治疗无效。

2. 最佳治疗后仍延迟愈合,渗出物增多,肉芽组织变差或增生易碎,轻度红肿或轻度慢性炎症;继发感染指征。

（三）治疗

1. 如果存在裸露的骨骼和 / 或骨骼感觉粗糙或柔软,或者压力性损伤未能通过适当的治疗方法治愈,需要评估是否有存在骨髓炎的压力性损伤。

2. 以适当的组织强度使用局部消毒剂,以控制微生物负担并促进延迟愈合的压力性损伤的愈合。使用对组织具有适当强度的生物膜及具有活性的局部防腐剂,并定期进行清创术,以控制和根除压力性损伤。使用全身性抗生素来控制和根除有压力伤害和全身感染的临床证据的个体感染。

六、伤口敷料

对于所有压力性损伤,应根据个人和 / 或护理人员的目标、患者自我护理能力以及临床评估,选择合适的伤口敷料,选择预防性敷料时要考虑:控制微环境的能力;贴敷及去除的容易程度;可定期打开评估检查皮肤;形态符合贴敷的解剖部位;合适的尺寸。

（一）伤口敷料功能的区别

1. **减压功能**　泡沫敷料＞水胶体敷料，普通＞超薄。
2. **皮肤保护**　软聚硅酮＞无软聚硅酮。
3. **便于固定**　有边泡沫＞无边泡沫。
4. **便于观察**　无边泡沫＞有边泡沫。

（二）使用伤口敷料的注意事项

1. 使用预防性敷料时，继续使用其他所有预防措施。

2. 每次更换敷料时，评估皮肤有无压力性损伤形成迹象，并证实目前的预防性敷料应用策略是合适的。

3. 若预防性敷料破损、移位、松动或过湿，则予以更换。

4. 指南建议对非感染的 2 期压力性损伤使用水胶体敷料、水凝胶敷料或聚合物敷料；伴有少量渗出液的 3 期或 4 期压力性损伤使用水凝胶敷料；伴有中度渗出的 3 期或 4 期压力性损伤使用藻酸钙敷料；伴有中 / 重度渗出的 2 期或更高分期的压力性损伤使用泡沫敷料；伴有高渗出的压力性损伤使用高吸收性敷料。

5. 不能使用高级伤口敷料时，仍应遵循湿性愈合原则，使用湿润的纱布保持伤口湿润环境，透明薄膜敷料固定伤口敷料。

6. 在经常受摩擦力与剪切力影响的骨隆突处，使用聚氨酯泡沫敷料预防压力性损伤。

7. 指南考虑将胶原蛋白敷料用于不愈合的压力性损伤，以提高治愈率并减轻伤口炎性反应。

（三）各类伤口敷料的特点

1. 水胶体敷料

（1）优点：可以吸收少量至中量渗液；能够保持伤口湿度；促进自溶性清创；减轻浅表伤口疼痛的作用较明显。

（2）缺点：粘连性强；溶解后易与"伤口感染"症状混淆；有异味。

（3）适用伤口类型：未感染的压力性损伤伤口。

（4）使用注意事项：禁止用于感染的伤口；去除敷料时，手法应轻柔，以减轻皮肤损伤。

2. 水凝胶敷料

（1）优点：保持伤口湿润；减轻浅表伤口疼痛作用较明显；促进自溶性清创。

（2）缺点：无自黏性，需要附加二层敷料（如泡沫敷料、水胶体敷料等）固定；易使伤口周围皮肤受浸渍。

（3）适用伤口类型：可用于干燥、有焦痂的伤口创面；可用于有窦道的伤口；可用于感染需要局部清创的伤口；可用于 4 期压力性损伤的肌腱、筋膜，起到保护作用。

3. 藻酸盐敷料

（1）优点：止血作用；吸收渗液能力较强；减轻伤口疼痛；保护伤口湿润；可促进自溶性清创；可用于填充伤口。

（2）缺点：不适用于干燥的伤口；无自黏性。

（3）适用伤口类型：可用于中度至重度渗液的压力性损伤；可作为已感染压力性损伤的辅助治疗。

（4）使用注意事项

1）需要使用两层敷料。

2）不适用于与体腔相通的窦道类伤口。

3）藻酸盐敷料被吸收后可形成凝胶，应与伤口渗出液鉴别。

4）在计划更换敷料时间内，若敷料仍呈干燥状态，可考虑延长更换敷料时间。

5）不宜直接用于骨膜或肌腱表面，避免引起局部坏死。

4. 泡沫敷料

（1）优点：可吸收中量至大量渗液；局部减压；自溶性清创；促进上皮细胞爬行，控制肉芽组织过度生长。

（2）适用伤口类型：可应用于压力性损伤预防、重度渗液的伤口。

5　硅胶泡沫敷料（软聚硅酮泡沫敷料）

（1）优点：可以吸收中量渗液；对皮肤损伤小并低敏。

（2）缺点：价格昂贵。

（3）适用伤口类型：可用于压力性损伤预防；可用于周围组织娇嫩、脆弱的部位伤口。

6. 银离子敷料

（1）优点：具有广谱抗菌作用。

（2）缺点：价格昂贵；可能有伤口着色。

（3）适用伤口类型：可用于处理合并感染的压力性损伤。

（4）使用注意事项

1）长期应用可使伤口细菌产生耐药性、导致肾损伤，不宜长期使用。

2）不可用于对银离子过敏的患者。

3）当感染已控制，立即停止使用银离子敷料。

7. 纱布敷料

（1）优点：透气性好；有一定的保湿能力；经济。

（2）缺点：吸收渗液能力较弱；粘连伤口，在移除敷料时可能会造成伤口二次损伤；易有残留。

（3）适用伤口类型：多作为外层敷料配合其他敷料使用。

（4）使用注意事项

1）不适用于表浅的伤口。

2）需要及时更换以控制渗出。

3）当其他保湿型敷料不能使用时,浸湿型纱布优于干纱布。

4）不用于处理已经清洗、清创的伤口。

5）纱布存留于创面内,可能引起伤口感染。

8. 薄膜敷料

（1）优点:保持湿润;外观透明;有自黏性。

（2）缺点:无吸收渗液能力,不适合渗出性伤口;在移除敷料时,可能会产生疼痛甚至造成伤口周围皮肤的损伤。

（3）适用伤口类型:可用于伤口的外层敷料。

（4）使用注意事项

1）可作为外层敷料使用,但不能覆盖在凝胶或软膏上。

2）去除薄膜敷料时,手法应轻柔以减轻皮肤损伤。

七、其他治疗措施

1. 压力性损伤的治疗还包括生物敷料、生长因子的使用,生物物理学治疗和手术治疗。

2. 考虑对难愈合的压力性损伤使用胶原蛋白敷料,以提高治愈率,减轻伤口炎症。

3. 胶原蛋白敷料是动物制剂产品,使用时需要考虑个人意愿,不适用于有干结焦痂的压力性损伤。

4. 在生物物理学治疗主题中,建议实施脉冲电流电刺激促进顽固的2期、3期或4期压力性损伤的愈合。根据临床护理情境,脉冲电流电刺激可能不是治疗的首要方法,且该方法应由经过培训的专业人员操作或监督。

第八节　压力性损伤的护理

一、压力性损伤创面的评估

（一）评估压力性损伤部位、面积和深度

压力性损伤部位、面积和深度的评估及记录详见第二章第六节。

（二）评估渗液

1. 渗液的颜色、性质　清亮透明黄色（浆液性）、黄色或黄褐色（脓性渗液）、粉血色或红色（浆液血液混合性渗液）、绿色（铜绿假单胞菌感染性渗液）、乳白色（脓性渗液）。

2. 渗液量　<5ml/24h 为少量渗液（＋）;5~10ml/24h 为中等渗液（＋＋）;

>10ml/24h 为大量渗液（+++）。

（三）评估伤口组织类型

红色组织为肉芽组织，淡粉苍白样、过度鲜红水亮或高于皮肤表面的肉芽组织为异常肉芽组织；黄色组织为坏死组织；黑色组织为坏死焦痂。

（四）评估伤口的气味

伤口感染会出现臭味，糖尿病患者的伤口会出现酸臭味（如烂苹果气味），厌氧菌感染、铜绿假单胞菌感染等会出现恶臭味。

二、皮肤护理

对于压力性损伤患者，应保持压力性损伤伤口周围皮肤及身体其余部位皮肤的清洁干燥，根据伤口类型选择合适的保护性敷料。

三、压力性损伤患者的会诊

压力性损伤高危患者或压力性损伤患者中，如果高危因素多或病情复杂，有必要进行护理会诊者，由病室在电子会诊系统内填写护理会诊单，邀请相关专家进行护理会诊。

第九节　压力性损伤的监测指标

一、监测指标

监测压力性损伤的相关指标可以了解其发生的现状、趋势、特征及影响因素，为预防和控制压力性损伤提供依据。根据《护理专业医疗质量控制指标（2020 年版）》，压力性损伤的监测指标为住院患者 2 期及以上院内压力性损伤发生率，即单位时间内住院患者 2 期及以上院内压力性损伤新发病例数与住院患者总数的比例。

二、指标监测说明

该指标反映了医疗机构院内压力性损伤发生的现状，可与同级医疗机构进行横向比较，评价医疗机构压力性损伤管理的质量。

（一）说明

1. **单位时间内患者入院 24h 后新发的 2 期及以上压力性损伤例数**　院外带入压力性损伤患者，若入院 24h 后新发的 2 期及以上压力性损伤计作 1 例。同一患者单位时间内发生 1 处或多处 2 期及以上压力性损伤（包含在不同科室发生的压力性损伤），均记作 1 例，期别按最高期别统计。

（1）包含：2 期及以上压力性损伤，深部组织损伤、不可分期、医疗器械相关性压力性损伤、黏膜压力性损伤。

（2）排除：因动脉阻塞、静脉功能不全、糖尿病相关神经病变或失禁性皮炎等造成的皮肤损伤；社区获得性压力性损伤。

2. **住院患者总数**　为统计周期期初在院患者数与单位时间内新入院患者数之和。

（1）包含：所有办理住院手续的患者。

（2）排除：办理住院手续但实际未到达病区患者；母婴同室新生儿。

（二）信息化途径

护理敏感指标监测系统可通过自动抓取住院期间患者2期及以上压力性损伤发生数量及同期住院患者总数，统计某一时间周期内住院患者2期及以上院内压力性损伤发生率。

第十节　压力性损伤的科研管理

一、研究的重要性

压力性损伤，常发生于长期卧床、不能自由改变体位者及危重症患者等，且由于皮肤表层保护屏障受损易受到来自皮肤、胃肠道、尿路黏膜的微生物感染，常伴发菌血症。若进一步发展，轻症表现为局部反复迁延不愈，形成慢性创面；重则引发全身败血症、骨髓炎等，危及生命。压力性损伤致使患者病情加重，住院时间延长，医疗花销加大，生活质量下降，同时也加重了社会、家庭及医护人员的工作负担。虽然针对压力性损伤的预防及管理已日渐完善，但治疗难度高、医疗成本增加等，依然是临床医务人员面临的问题。压力性损伤研究的重要性主要体现在以下方面：

1. **患者方面**　压力性损伤不仅会导致患者医疗费用的增加，而且有研究表明，压力性损伤使患者的住院时间平均延长5~8d，可能进一步导致医院感染和致命的并发症，增加患者的负担。

2. **医护方面**　随着患者在医疗过程中维权意识的增强，患者及其家属常常因为皮肤破溃或黏膜损伤而质疑护理服务水平及护士的责任心，这给护理工作者造成了心理压力。

3. **科研方面**　目前，压力性损伤预防与管理措施的有关证据多来自国外，国内文献相对较少，且缺乏全面、深入的探索。国外成熟的指南如何本土化，成为符合我国国情的成熟方案也是尚待解决的问题。

二、研究现状及趋势

（一）研究现状

1. 国内传统观点认为，压力性损伤是完全可以预防的，但近年护理研究和实践表明，压力性损伤多数是可以预防的，但并不是完全可以预防，有些压力性损伤是难以避免的。例如，患者入院时局部组织已有不可逆损伤，24~48h就可能在院内发生压力性损伤；严重营养代谢失调、恶液质的患者；严禁翻身特别是伴有严重糖尿病的患者；意识不清、感觉活动能力减弱或消失的患者；周围血管病、心力衰竭伴严重水肿的患者等。

2. 研究发现，78.8%的压力性损伤来自家庭，10%来自养老院，8.7%来自外院，2.5%来自院内。照顾者常缺乏压力性损伤相关护理知识和护理技能，其照护行为多带有盲目性和随意性，因此，照顾者的护理操作行为不当是压力性损伤发生的主要因素。调查发现，只有17.8%的照顾者参加过压力性损伤相关知识的培训，因此，居家照顾者压力性损伤的认知水平对居家患者压力性损伤的发生率有一定影响。

3. 目前国内临床常用的压力性损伤风险评估量表主要有Braden压力性损伤风险评估量表、Norton压力性损伤风险评估量表、Waterlow压力性损伤风险评估量表。Braden压力性损伤风险评估量表与后两者比较，能较好地平衡灵敏度与特异度。但其用于不同患者的可靠性及有效性仍待进一步研究。

（二）研究趋势

尽管压力性损伤的预防及治疗系统日渐完善，但受医疗教育、岗位培训、管理体制等诸多因素的制约，各国医护人员对压力性损伤的认识及重视不足，采取的干预措施效果也不尽理想。由此可见，预防的重要性远远高于治疗。随着信息化的发展，大多数医院都开始采用电子病历（electronic medical record, EMR）系统，大多数电子化的风险评估工具要求护士逐一测量记录后输入EMR系统时才能获得风险评估分数，这无形中增加了工作量，因此迫切需要一种能够减少护士工作量的压力性损伤风险评估方法。不断研究开发评估量表，优化评估分级，量化数据，采取有效规避风险的措施，合理制订干预计划，设计发明新型的支撑表面和外用功能性敷料等，将是压力性损伤未来重要的研究方向。

三、研究选题

（一）选题原则

1. **创新性**　是科学研究学术水平和学术价值的重要体现，一个课题如果没有创新，就失去了研究的价值。选题的创新性主要体现在以下几个方面：

（1）对通识的补充与纠正，即对现有概念、理论、方法等的补充和改良。

（2）对空白的填补，即研究内容是前人或他人未研究过的，主要体现在基本理论、基本概念上突破，建立新的方法，开创新的研究领域。

（3）国外已有报道，尚需结合我国实情进行创新性研究、验证，从而引进新的医学科学原理或技术，填补国内此领域的空白。

（4）创新性还包括研究方法方面的改进或突破。

2. **实用性**　课题研究必须对促进护理学科发展有意义，这是研究立题的前提。鉴于我国护理科研目前的水平、规模和条件，科研选题更应强调解决护理实践中的实际问题、减轻患者痛苦、促进人类健康。可通过回答下述问题来确定选题的实用性：

（1）该问题是否很普遍？

（2）研究成果是否使患者、护士或其他医务人员受益？

（3）研究结果是否具有实用价值？

（4）研究结果是否有理论依据？

（5）研究结果是否对未证实的假设构成挑战？

（6）研究成果是否对护理实践或制订护理措施、护理政策有帮助？

如果对以上问题的回答都是"否"，则该问题研究的实用性不大。

3. **可行性**　包括理论上的可行性和实践上的可行性，主要取决于以下几方面的因素：

（1）主观条件：包括研究人员的梯队结构（素质、数量）、知识结构、研究能力、技术水平、工作经历及相关特长和兴趣等。

（2）客观条件：包括经费、资料、时间、设备及相关学科发展程度等。

（3）个人条件：包括研究者有何长处、短处等。

（4）伦理道德问题：应遵循研究中的伦理道德原则，包括有益无害原则、知情同意原则，保护个人隐私。

4. **科学性**　是指选题要做到有根有据，不能主观臆造、凭空想象。选题的科学性主要体现在以下几方面：

（1）选题必须有一定的事实根据和科学的理论依据。

（2）选题要符合客观规律。

（3）科研设计必须符合逻辑，要周密、严谨、科学合理，对整个课题的研究方法、实验方法、研究工作的进度和人力安排等都要做到科学安排。

（二）压力性损伤研究方向

压力性损伤好发于患者全身各皮肤部位，且不同科室、不同人群有不同的好发特点。

1. **临床压力性损伤研究方向**

（1）压力性损伤好发部位的不同：骶尾部压力性损伤、足跟部压力性损伤、头颈部压力性损伤等，可研究不同部位压力性损伤的预防策略。

（2）压力性损伤发生科室的不同：手术室压力性损伤、ICU 压力性损伤、骨科压力性损伤、神经外科压力性损伤等，可研究不同科室压力性损伤的预防策略。

（3）不同人群：老年患者、瘫痪患者、昏迷患者、意识障碍患者等，可研究不同人群压力性损伤的预防策略。

（4）发明新型的支撑表面和外用功能性敷料，对比不同类型敷料的治疗效果。

（5）探索不同治疗方案对 2 期以上压力性损伤的治疗效果。

2. **护理教学研究方向** 提高护理人员对压力性损伤预防措施的教学质量。护理人员的护理对患者压力性损伤的预防起着至关重要的作用,所以,如何提高护理人员预防压力性损伤及健康宣教的能力,是预防临床压力性损伤发生的关键。

(杜亭 何华 杨弋)

第三章　妇产科围手术期血栓风险管理

第一节　静脉血栓栓塞症概述

一、定义

静脉血栓栓塞症（venous thromboembolism，VTE）在医学上的定义，是包括深静脉血栓（deep vein thrombosis，DVT）形成和肺栓塞（pulmonary embolism，PE）在内的一组血栓栓塞性疾病。通常来讲，VTE 是指血液在静脉血管内非正常凝结，使血管完全或不完全阻塞，引起血流动力学障碍，在老年患者、活动受限患者以及大手术患者中容易出现，而 DVT 和 PE 是 VTE 在不同部位和不同阶段的表现形式。

DVT 是血液在深静脉内不正常凝结引起的静脉回流障碍性疾病，常发生在下肢，少数发生在上肢、脑静脉或肠系膜静脉。根据下肢 DVT 形成的解剖部位，通常可以将血栓分为中央型、周围型和混合型血栓。

PE 是以内源性或外源性栓子阻塞肺动脉或其分支为发病原因的一组疾病或临床综合征的总称，包括肺血栓栓塞症（pulmonary thromboembolism，PTE）、脂肪栓塞综合征、羊水栓塞、空气栓塞、肿瘤栓塞等。其中，PTE 为 PE 最常见的类型，占肺栓塞的 90% 以上，它是以肺循环障碍和呼吸功能障碍为主要临床表现的疾病，通常所称的 PE 即指 PTE。

二、危险因素

导致 VTE 的重要原因包括血管壁损伤、血流停滞或缓慢、血液高凝状态。VTE 发生的危险因素有很多，在生理性改变的基础上，合并相关的危险因素越多，则发生 VTE 的风险越大。

（一）自身因素

1. **年龄**　是 VTE 的独立危险因素。国外研究报道，年龄 >60 岁是术后发生 VTE 的独立危险因素，其术后 VTE 发生率高达 34%；年龄每增加 10 岁，术后 VTE 发生风险增加 2.25 倍。我国研究显示，年龄≥50 岁者术后 DVT 的发生风险为 50 岁以下者的 2 倍；年龄每增加 10 岁，风险增加约 1 倍。而围生期妇女 20~29 岁、30~39 岁和≥40 岁产妇 VTE 发生率分别为 0.07%、0.15% 和 0.72%。

2. **恶性肿瘤**　恶性肿瘤患者 VTE 发生率较普通患者增加 2~3 倍。首先，恶性肿瘤患者常常年龄较大，易导致 VTE。另外，肿瘤细胞产生的促凝物质，能直接激活凝血系统；释放的细胞因子与宿主血管内皮细胞、血细胞等相互作用,从而促进 VTE 的发生;化疗、放疗及中心静脉置管也增加了 VTE 的发生风险。

3. **静脉曲张**　美国妇产科医师学会(American College of Obstetricians and Gynecologists,ACOG)指南指出,静脉曲张是妇科手术后发生 VTE 的高危因素之一。因为静脉曲张可导致血管壁损伤和血流淤滞,促进血栓的形成。我国研究也证实,静脉曲张患者术后 DVT 发生率高达 29.2%,而无静脉曲张者仅为 8.5%。

4. **VTE 病史**　既往有 VTE 病史者在大手术后极易复发 VTE。有 VTE 病史者再次发生 VTE 的风险较无 VTE 病史者会增加约 8 倍。而在 VTE 患者中,19% 的患者至少曾经患过 1 次 VTE。

5. **其他与 VTE 发病相关的合并症**　如活动性自身免疫性或炎症性疾病、心力衰竭、镰状细胞病、肾病综合征、1 型糖尿病肾病、肥胖等。

6. **危险因素**　如妊娠剧吐、卵巢过度刺激综合征等暂时性危险因素。另外,截瘫或长时间制动、全身性感染、产次≥3 次、多胎妊娠、子痫前期、产程延长、死胎、严重产后出血或大量输血等都可能增加 VTE 发生风险。

(二)手术相关因素

手术创伤及引起的血流状态的改变是术后发生 VTE 不可忽略的因素。恶性肿瘤手术、手术时间≥3h、术后卧床时间≥48h、住院时间 >5d 等均为术后 VTE 的促发因素。但腹腔镜手术在一定程度上可减少妇科手术后 VTE 的发生风险。国外研究报道,在有预防措施的情况下,妇科腹腔镜术后 DVT 发生率为 0.5%~0.7%。我国研究显示,在无预防措施的情况下,妇科腹腔镜术后 DVT 发生率为 4.0%,低于开腹手术(17.5%)。剖宫产术后产妇的 VTE 发生率约为自然分娩妇女的 6 倍,而有剖宫产史的妇女再次妊娠时发生凶险性前置胎盘和产后大出血的概率增加,导致妇女再次妊娠时 VTE 发生风险增大。

第二节　静脉血栓栓塞症的管理

一、管理流程

目前,静脉血栓栓塞症已成为我国医疗纠纷发生率最高的并发症之一,对患者的生命健康造成了较大的危害。医院如何应对并开展有效防治措施,是医疗质量和安全管理的重要问题之一。通过制订规范的静脉血栓栓塞症管理流程(图 3-1)、完善的患者静脉血栓栓塞症风险评估体系和防治方案、多学科协作的工作模式,能够有效防治静脉血栓栓塞症。

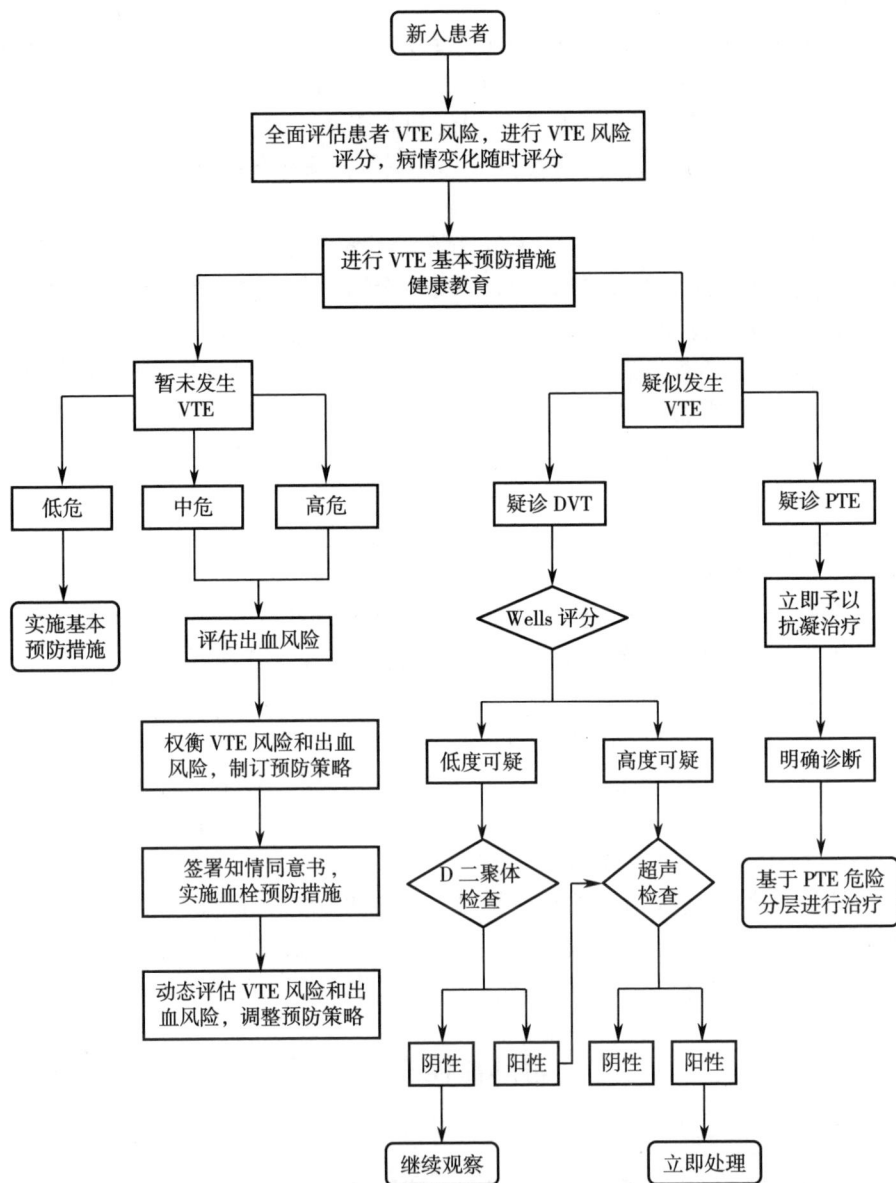

图 3-1 静脉血栓栓塞症管理流程图

二、管理系统

目前，VTE 信息管理系统是在医院信息系统（hospital information system，HIS）的基础上研发而成。VTE 信息管理系统有操作应用和统计评价两大功能。操作应用功能可以通过数据接口对患者基本信息、医嘱信息及电子病历等进行自动提取，在 HIS 系统中建立 VTE 风险评估、出血风险评估和预防措施等，并与医护人员的临床信息系统形成一体化操作系统，使操作更加便捷。统计评价功能基于 HIS 质量控制管理系统，能自动统计 VTE 相关的质量敏感指标，便于管理部门了解院内 VTE 防治工作现状，针对问题制订整改措施，降低 VTE 发生率，提高 VTE 管理水平及诊疗效果，降低医疗风险。

VTE 信息管理系统可操作性强，可实现信息数据共享，且系统具有易用性、友好性及与 HIS 的兼容性等，能实现 VTE 风险评估的全面覆盖，达到早期识别和早期预防的目的，优化了医护沟通，提高了医务人员工作效率，对降低医疗纠纷发生率、提高医疗安全、减少医疗费用等具有重要的社会意义。

第三节　静脉血栓栓塞症的评估

一、妇科静脉血栓栓塞症的评估

目前，国内外 VTE 风险评估工具尚未在妇科患者中广泛验证。按美国胸科医师学会（American College of Chest Physicians，ACCP）的建议，使用风险评估工具评估患者的 VTE 发生风险。ACCP 建议在术前将患者分为极低风险、低风险、中风险和高风险 4 种风险类别。如果没有采取 VTE 预防措施，极低风险患者的 VTE 发病率低于 0.5%，低风险患者的 VTE 发病率为 1.5%，中风险患者的 VET 发病率为 3.0%，高风险患者的 VET 发病率为 6.0%。ACCP 建议通过 Caprini 评分量表或 Rogers 评分量表评估患者的 VTE 风险。

这两种风险评估工具都是根据患者以及手术相关的风险因素进行 VTE 风险评估，在大型研究中也得到了验证，并以分数的形式对应每个风险因素，进而确定各种 VTE 风险因素间的关系。例如，年龄大于 60 岁，恶性肿瘤，经历麻醉时间超过 2h，卧床休息超过 4d，更高的 Charlson 合并症指数（Charlson comorbidity index，CCI）（评价患者的合并症情况），更长的住院时间以及静脉血栓栓塞史等均是已知的增加 VTE 风险的因素。相比未发生术后并发症的患者，发生术后并发症（如肺炎、尿路感染）的患者更可能发生 VTE。

（一）Caprini 评分量表

Caprini 评分量表（表 3-1）由约瑟夫·卡普里尼在 20 世纪 90 年代初开发而成。该量表列出各种 VTE 危险因素，依据评分结果将患者的静脉血栓栓塞风险分为低（0~1 分）、中（2 分）、高（3~4 分）或极高（≥5 分）。该评分量表具有易于使用的优点,在外科 VTE 风险评估中运用普遍,Caprini 评分也在妇科肿瘤患者中得到较为广泛的使用。国外有一项回顾性研究计算了在 7 年内接受妇科肿瘤切除术的 1 123 名患者的 Caprini 评分,并使用该评分预测 VTE 发生风险。他们发现,92% 的患者的评分都为极高风险(得分为 5 分或以上),而实际观察到的 VTE 发生率为 3.3%。在这项研究中,所有患者都接受了机械预防,40% 的患者接受了药物预防。所有术后发生 VTE 的患者使用 Caprini 评分都被归入极高风险类别,这意味着在这个人群中,Caprini 评分量表是排除 VTE 的高度特异性工具(100%,得分低于 5 分者均未发生 VTE)。然而,Caprini 评分量表并不是一个灵敏性很高的工具,因为在 1 033 名得分在 5 分或以上的患者中,只有 37 人发生了 VTE(灵敏性仅为 3.6%)。

表3-1　Caprini 评分量表

评分			
1分	2分	3分	5分
年龄 41~59 岁	年龄 60~74 岁	年龄≥75 岁	脑卒中(1 个月内)
BMI>30kg/m^2	BMI>40kg/m^2	BMI>50kg/m^2(静脉淤血综合征)	髋关节、盆骨/下肢骨折
原因不明死胎史,复发性自然流产(≥3 次),早产合并妊娠期高血压疾病或胎儿生长受限	恶性肿瘤病史	浅静脉、深静脉血栓或肺栓塞病史	急性脊髓损伤或瘫痪(1 个月内)
妊娠或产后(1 个月内)		深静脉血栓或肺栓塞家族史	多发性创伤(1 个月内)
现口服避孕药物或者行激素替代治疗		目前存在恶性肿瘤或接受化疗	择期行下肢关节置换术
需要卧床患者		目前存在 V 因子 Leiden 突变	
下肢石膏固定		凝血酶原 G20210A 突变	
炎症性肠病史		血清同型半胱氨酸水平升高	
下肢水肿		狼疮抗凝物阳性	
静脉曲张		抗心磷脂抗体阳性	
严重的肺部疾病,含肺炎(1 个月内)		肝素诱导的血小板减少	

续表

评分			
1分	2分	3分	5分
肺功能异常,COPD		其他血栓形成倾向	
充血性心力衰竭（1个月内）			
急性心肌梗死（1个月内）			
败血症（1个月内）			
大手术史（1个月内）			
中心静脉置管			
输血（1个月内）			
其他高危因素			
计划性小手术	大手术（≤60min） 腹腔镜手术（>60min） 关节镜手术（>60min）	大手术（2~3h）	大手术（≥3h）

注:总评分≥5分为极高危,3~4分为高危,2分为中危,0~1分为低危。

（二）Rogers 评分量表

Rogers 评分量表（表3-2）由美国的 Rogers 博士在 2007 年创建,发表于《美国外科医师学会杂志》。量表中不同的患者因素和手术危险因素对应不同的评分。患者得分低于 7 分为低危,7~10 分为中危,大于 10 分为高危。Rogers 评分量表不够简单易用,因此没有 Caprini 评分量表运用广泛。同时,Rogers 评分量表也没有在原始场景（普外科患者）以外的其他人群中得到大量验证（没有充分的临床验证）。国外有一项研究调查了妇科肿瘤患者使用 Rogers 评分量表的情况。研究发现,在妇科肿瘤患者中,0.2% 的患者被归类为低危,36.8% 的患者被归类为中危,63.0% 的患者被归类为高危。Rogers 评分与患者 VTE 风险高度相关:低危患者静脉血栓栓塞发生率为 0%,中危患者静脉血栓栓塞发生率为 1.0%,高危患者静脉血栓栓塞发生率为 2.2%。因此,在妇科 VTE 风险评估中使用 Rogers 评分量表是合理的。

表 3-2   Rogers 评估量表

危险因素	评分
除内分泌手术外的手术类型	
开腹手术	4
整形手术	3
腔镜手术	3
女性	1
癌症广泛转移	2
围手术期 30d 内接受化疗	2
术前血钠 >145mmol/L	2
机械通气或依赖呼吸机	2
术前 72h 内输血 >4 个单位	2
术前血细胞比容 ≤38%	1
术前胆红素 >1.0mg/dl	1
呼吸困难	1
急诊手术	1

总分　　□高危(>10 分)　　□中危(7~10 分)　　□低危(<7 分)

评估人员签名：　　　　　　　　　　　　　　时间：

　　由于 Rogers 评分量表中存在不适合国内临床应用的部分,如工作量相对值单位(work relative value unit,wRVU)和美国麻醉医师学会身体状况分级(ASA-PS 分级),因此在实际使用中删除了上述两项内容。

（三）妇科肿瘤化疗患者静脉血栓栓塞症风险评估

　　肿瘤是导致 VTE 形成的高危因素,除了肿瘤局部压迫导致血流淤滞之外,肿瘤本身可分泌细胞因子,导致凝血系统的激活,易导致 VTE 形成。妇科肿瘤患者发生 VTE 的风险较高,尤其是化疗患者。针对妇科肿瘤化疗患者,常用的 VTE 风险评估工具有 Khorana 评分量表和 Padua 评分量表。

　　1. Khorana 评分量表(表 3-3)　由 Khorana 等于 2008 年设计,2013 年稍加修订后被美国临床肿瘤学会采用,纳入 VTE 管理指南,用于评估化疗相关门诊患者的 VTE 风险。量表总分 7 分,0 分为低危,1~2 分为中危,≥3 分为高危。有研究资料表明,Khorana 评分量表具有较好的预测能力,已经被广泛用于肿瘤化疗患者 VTE 的风险评估。但必须指出,最初 Khorana 评分是在一项研究中得出的,该研究中位随访期只有 2.5 个月,且并非所有癌症类型都有代表,因此结果是否可以推断其他肿瘤类型,以及化疗前获得的临床和检验数据是否在经过最初的癌症治疗期之后仍然具有预测性,目前还不确定,同时 Khorana 评分存在灵敏性较差的问题。

表 3-3 Khorana 评分量表

危险因素	评分
原发癌部位	
极高危(胃、胰腺)	□ 2
高危(肺、淋巴瘤、妇科、膀胱、睾丸)	□ 1
化疗前血小板计数 ≥350 × 10⁹/L	□ 1
血红蛋白水平低于 10g/dl,或使用红细胞增长因子	□ 1
化疗前白细胞计数 >11 × 10⁹/L	□ 1
体重指数 35kg/m² 或更高	□ 1
总分　　□高危(≥3分)　　□中危(1~2分)　　□低危(0分)	

评估人员签名:　　　　　　　　　　　　　　　　时间:

2. Padua 评分量表(表 3-4) 2010 年意大利帕多瓦大学血栓栓塞专家 Barbar 等人整合了 Kucher 模型形成了 Padua 评分量表。Padua 评分量表更侧重于对内科患者进行 VTE 风险评估。尽管该评估工具存在不足之处(如样本量小、验证欠充分、属于次优验证研究),但它是目前最好的可用来评估内科住院患者 VTE 风险的量表,并被《内科住院患者静脉血栓栓塞症预防中国专家建议(2015)》推荐使用。它适用于妇科肿瘤化疗患者,是因为它不仅关注肿瘤本身,而且将肿瘤放化疗归为 VTE 的高危因素,更利于全面进行评估。

表 3-4 Padua 评分量表

危险因素	评分
活动性恶性肿瘤,患者先前有局部或远端转移和 / 或 6 个月内接受过放化疗	□ 3
既往 VTE 史	□ 3
制动、患者因身体原因或遵医嘱卧床休息至少 3d	□ 3
已有血栓形成倾向,抗凝血酶缺陷症,蛋白 C 或蛋白 S 缺乏,V 因子 Leiden 突变、凝血酶原 G20210A 突变,抗磷脂抗体综合征	□ 3
近期(≤1 个月)创伤或外科手术	□ 2
年龄 ≥70 岁	□ 1
心力衰竭和 / 或呼吸衰竭	□ 1
急性心肌梗死和 / 或缺血性脑卒中	□ 1

续表

危险因素	评分
急性感染和 / 或风湿性疾病	□ 1
肥胖（体重指数 >30kg/m^2 ）	□ 1
正在进行激素治疗	□ 1
总分　　□高危（≥4 分）　　□低危（<4 分）	

评估人员签名：　　　　　　　　　　　　　　　时间：

二、产科静脉血栓栓塞症的评估

（一）ACCP VTE 风险评估

2012 年, 美国胸科医师学会发布了《2012 ACCP 抗栓治疗与血栓预防临床实践指南（第 9 版）》, 该指南概述了剖宫产产妇静脉血栓栓塞风险增加的主要和次要的危险因素（表 3-5）, 并建议根据这些危险因素来识别剖宫产术后 VTE 风险增加的妇女。按照 VTE 发生基线风险水平将风险因素分为主要危险因素和次要危险因素, 当产妇有 ≥1 个主要危险因素, 或 ≥2 个次要危险因素, 或急诊剖宫产有 1 个次要危险因素时, 提示产后 VTE 风险 >3%。

表 3-5　产后发生 VTE 的危险因素

主要危险因素 （ *OR*>6 ）	次要危险因素 （ 当合并存在时 *OR*>6 ）
制动（产前严格卧床 ≥1 周）	BMI>30kg/m^2
手术产后出血 ≥1 000ml	多次妊娠
既往 VTE 病史	产后出血 >1 000ml
子痫前期伴有胎儿生长受限	吸烟 >10 支 /d
易栓症	胎儿生长受限（胎龄 + 性别校正的出生体重 <25 百分位数）
抗凝血酶缺乏症	易栓症
V 因子 Leiden 突变（纯合子或杂合子）	蛋白 C 缺乏
凝血酶原 G20210A 突变（纯合子或杂合子）	蛋白 S 缺乏
内科疾病	子痫前期
系统性红斑狼疮	
心脏病	
镰状细胞贫血	
输血	
产后感染	

（二）英国皇家妇产科学会妊娠 VTE 风险评估

2015 年,英国皇家妇产科学会（Royal College of Obstetricians and Gynecologists, RCOG）发布了《降低妊娠及产褥期静脉血栓形成和栓塞的风险诊疗指南》,该指南将危险因素分为三类:已存在的危险因素、产科因素及暂时性因素（表 3-6）。指南指出若在产前阶段评分≥4 分,应考虑从早孕期起开始预防血栓;评分 =3 分者,应考虑自孕 28 周起预防血栓。在产后阶段若评分≥2 分,应考虑产后预防血栓至少 10d;若产褥期延长住院（≥3d）或者再入院应考虑预防血栓形成。

表 3-6 妊娠期及产褥期 VTE 危险因素评估

危险因素	分值
已存在的危险因素	
既往 VTE 病史（除外仅由单一手术因素诱发）	4
既往由手术诱发的 VTE	3
已知的高危血栓形成倾向	3
内科并发症（例如:癌症、心力衰竭、活动性系统性红斑狼疮、炎性多关节病变或炎症性肠病、肾病综合征、1 型糖尿病合并肾病、镰状细胞病、当前的静脉吸毒者）	3
无诱因的 VTE 家族史或一级亲属罹患雌激素相关的 VTE	1
已知的低危血栓形成倾向（无 VTE 病史）	1[a]
高龄（>35 岁）	1
肥胖	1 或 2[b]
经产≥3 次	1
吸烟	1
静脉曲张	1
产科因素	
此次妊娠并发子痫前期	1
人工授精 / 体外受精（仅产前）	1
多胎妊娠	1
产程中剖宫产	2
择期剖宫产	1
中位或内旋转手术助产	1
产程延长（>24h）	1
产后出血（>1 000ml 或输血）	1
早产（此次妊娠孕周 <37 周）	1
此次妊娠死胎	1

续表

危险因素	分值
暂时性因素	
任何在妊娠期或产褥期的外科手术（除外会阴的即刻修补术），例如：阑尾切除术、产后绝育术	3
妊娠剧吐	3
卵巢过度刺激综合征（仅孕早期）	4
当前的系统性感染	1
制动，脱水	1
总分	

注：a. 已知的低危血栓形成倾向者，如有一级亲属罹患 VTE 也应产后预防性药物治疗 6 周。b. BMI≥30kg/m² 为 1 分；BMI≥40kg/m² 为 2 分。

（三）昆士兰卫生组织妊娠期和产褥期 VTE 风险因素评估

2020 年，昆士兰卫生组织发布了《妊娠期和产褥期静脉血栓栓塞的预防》，该指南将 VTE 风险因素分为产前危险因素、产后危险因素，产后 VTE 风险评分是产前和产后危险因素评分之和，见表 3-7。若在产前阶段，评分≥4 分，应考虑自评估日起开始应用低分子量肝素（low-molecular-weight heparin，LMWH）；评分为 3 分者，应考虑自孕 28 周起开始应用 LMWH。在产后阶段，若评分为 2 分，应用 LMWH 至出院；若评分≥3 分，至少考虑应用 7d。

表 3-7　妊娠期和产褥期 VTE 风险因素评估

危险因素	分值
产前	
无诱因或雌激素诱发的 VTE 家族史（一级亲属）	1
与手术相关的既往 VTE 史	3
年龄≥35 岁	1
产次≥3 次	1
吸烟	1
静脉曲张	1
目前 BMI 30~39kg/m²	1
目前 BMI≥40kg/m²	2
体外受精 / 辅助生殖技术	1
多胎妊娠	1

续表

危险因素	分值
本次妊娠并发子痫前期	1
妊娠期制动	1
目前有系统性感染	1
孕前糖尿病	1
产后	
产时中转剖宫产	3
择期剖宫产	1
产程≥24h	1
器械助产	1
产后出血 >1 000ml 或需要输血	1
早产（此次妊娠孕周 <37 周）	1
死产	1
与剖宫产相关的子宫切除术	3
总分	

（四）上海孕产妇静脉血栓危险因素评分表

2020 年,我国上海市母婴安全专家委员会依据中国孕产妇的保健体系特点,在 RCOG 血栓风险评估模型的基础上提出了上海孕产妇静脉血栓危险因素评分表,见表 3-8。该量表共 28 个危险因素,分为产前、产后、临时 3 个类别;同时存在多种危险因素者,分数可叠加。产前风险评估因素包括产前因素和临时因素,产后风险评估因素包括产前因素、临时因素、产后因素,临时因素消失后则不再视为危险因素。评分≥4 分者为极高危,产前为 3 分或产后为 2~3 分为高危,评分 0~1 分为低危。经验证,该量表具有良好的临床适用性。

表 3-8 上海孕产妇静脉血栓危险因素评分表

危险因素	评分
产前因素	
年龄≥35 岁	1
BMI 为 28.0~34.9kg/m^2	1
BMI≥35kg/m^2	2

续表

危险因素	评分
产次≥3 次	1
吸烟史	1
既往或孕期新发的 VTE（除外大手术后发生），复发性 VTE（≥2 次 ）	4
大手术后发生 VTE	3
遗传性易栓症，但未发生 VTE	3
一级亲属有雌激素相关或无明显诱因的 VTE 家族史	1
内科合并症，如肿瘤、心力衰竭、系统性红斑狼疮（活动期）、多发性关节炎或炎症性肠病、肾病综合征、1 型糖尿病肾病、镰状细胞病、静脉注射吸毒者等	3
下肢静脉曲张	1
经体外辅助生殖技术或体外受精妊娠	1
多胎妊娠	1
孕前糖尿病	1
子痫前期	1
产后因素	
选择性剖宫产	1
产时剖宫产	2
子宫切除术	2
早产分娩	1
产后出血（出血量≥1 000ml 和 / 或需要输血 ）	1
死胎	1
分娩时使用中位产钳或 K 氏产钳	1
产程延长（≥24h ）	1
临时因素	
卵巢过度刺激综合征	4
妊娠剧吐	3
妊娠期或产褥期有外科手术史（阑尾切除术、产后绝育手术、骨折复位手术），除外会阴修补术	3
制动（卧床时间≥48h）或脱水	1
全身性感染	1
总分	

三、住院患者出血风险评估

（一）住院患者出血风险因素评估

由于抗凝预防或者治疗本身具有潜在的出血并发症风险,因此应对所有接受抗凝预防或治疗的住院患者进行出血风险因素评估。根据 2018 版《医院内静脉血栓栓塞症防治与管理建议》,评估内容包括:

1. **患者因素**　年龄≥75 岁、凝血功能障碍,以及血小板计数 $<50 \times 10^9/L$ 等。

2. **基础疾病**

（1）活动性出血,如未控制的消化性溃疡、出血性疾病等。

（2）既往有颅内出血史或其他大出血史。

（3）未控制的高血压,收缩压 >180mmHg 或者舒张压 >110mmHg。

（4）可能导致严重出血的颅内疾病,如急性脑卒中（3 个月内）、严重颅脑或急性脊髓损伤。

（5）糖尿病。

（6）恶性肿瘤。

（7）严重的肾功能衰竭或肝功能衰竭等。

3. **合并用药**　包括正在使用抗凝药物、抗血小板药物或者溶栓药物等。

4. **侵入性操作**　接受手术、腰椎穿刺或者硬膜外麻醉之前的 4h 和之后的 12h 等。

（二）住院患者出血风险因素评估量表

1. **内科住院患者出血风险因素评估量表**　见表 3-9。

表 3-9　内科住院患者出血风险因素评估量表

具有以下 1 项即为出血高危	具有以下 3 项及以上为出血高危
活动性消化道溃疡 入院前 3 个月内有出血事件 血小板计数 $<50 \times 10^9/L$	年龄≥85 岁 肝功能不全（INR>1.5） 严重肾功能不全［GFR<30ml/（min·m²）］ 入住 ICU 或 CCU 中心静脉置管 风湿性疾病 现患恶性肿瘤 男性

注:INR:国际标准化比值;GFR:肾小球滤过率;ICU:重症监护室;CCU:心脏重症监护室。

2. 外科住院患者出血风险因素评估量表　见表3-10。

表3-10　外科住院患者出血风险因素评估量表

具有以下任何一项,则为出血高风险或出血会导致严重后果的人群

基础疾病相关	手术相关
活动性出血	腹部手术:术前贫血 / 复杂手术(联合手术、分离难度高或超过 1 个吻合术)
3 个月内有出血事件	
严重肾功能或肝功能衰竭	胰十二指肠切除术:败血症、胰漏、手术部位出血
血小板计数 <50×10^9/L	
未控制的高血压	肝切除术:原发性肝癌、术前血红蛋白和血小板计数低
腰椎穿刺、硬膜外或椎管内麻醉	
术前 4h 至术后 12h	心脏手术:体外循环时间较长
同时使用抗凝、抗血小板或溶栓药物	胸部手术:全肺切除术或扩张切除术
凝血功能障碍	开颅手术、脊柱手术、脊柱外伤、游离皮瓣重建手术
活动性消化性溃疡	
已知、未治疗的出血疾病	

第四节　静脉血栓栓塞症的预防

一、预防原则

(一)规范化

VTE 预防措施需要患者、医师、护士的共同参与,并贯穿于住院前、住院期间以及住院后。因此,应遵循规范化原则,在参考相关指南或者共识的基础上,结合医院的具体情况,制订可行的流程和规范,并将规范和流程应用于临床工作当中,责任到人。

(二)个体化

VTE 的发生是非常复杂的病理生理过程,因此,预防性治疗前需要先进行个体化评估,明确风险级别,权衡抗凝与出血的利弊,认真研读药物以及器械的说明书。

(三)多学科联合诊治

VTE 患者的抢救需要妇产科、麻醉科、呼吸与重症医学科、血管外科、新生儿科和护理部等多学科、多部门的联合诊治。抢救成功的关键还需要规范化和及时的转诊、转院制度。

（四）加强防范意识和文化建设

随着诊断技术和方法的普及，VTE 确诊率逐渐提高。患者、医护人员及医院管理者等防范 VTE 意识的提高，需要以文化建设和专业教育为基础。

（五）及时治疗

预防性使用抗凝药物可能导致出血，因此，用药前需要告知患者及其家属。一旦发生出血，应立即采取相应治疗措施。此外，即便采取了预防措施，VTE 也可能发生；一旦发生，应采取相应治疗措施。

二、预防性抗凝治疗知情同意

在应用机械预防和药物预防前，应对患者及其家属进行书面告知，取得知情同意。知情同意书应该包含：VTE 的危害及风险，患者 VTE 风险分层情况及进行预防的必要性；预防过程中的注意事项、不良反应的观察等；说明尽管采取预防措施，也不能完全避免 VTE 的发生。

三、预防措施

（一）基础预防

1. 在病情允许情况下，适度补液，保证有效充足的循环血量，避免血液浓缩，指导患者每天饮水 1.5~2L。

2. 严格按照操作规范进行手术，减少静脉内膜损伤，正确使用止血带；缩短手术时间，术后尽量避免使用止血药物。

3. 鼓励卧床患者早期进行床上活动和腿部锻炼，在病情允许的情况下，协助患者尽早下地活动。

4. 指导患者采取健康生活方式，如戒烟酒、控制血糖和血脂等，鼓励合理膳食，规律运动。

5. 加强 VTE 预防相关知识的健康教育，让患者认识到 VTE 预防的重要性、必要性。

（二）机械预防

机械预防是指采用各种辅助装置及器械，促进下肢静脉回流，降低静脉血栓发生率的方法；适用于 VTE 风险评估中、高危人群以及出血高危患者，且患者无肺水肿、充血性心力衰竭、血栓性静脉炎、新发 DVT、下肢血管严重动脉硬化或下肢严重畸形等，是 VTE 中、高风险孕产妇的首选预防措施；包括间歇充气加压装置（intermittent pneumatic compression，IPC）、逐级加压袜（graduated compression stockings，GCS）、足底加压泵（venous foot pumps，VFPs）及经皮电刺激装置（transcutaneous electrical nerve stimulation，TENS）。

1. 适应证和禁忌证

（1）适应证

1）低 VTE 风险者，其预防措施以健康教育和鼓励活动为主，也可选择机械预防。

2）中或高 VTE 风险者,若有抗凝禁忌证,建议单用机械预防。

3）高 VTE 风险者,若无抗凝禁忌证,建议机械预防和药物预防联合使用。

（2）禁忌证

1）充血性心力衰竭、肺水肿。

2）IPC 和 GCS 不适用于下肢局部情况异常者,如皮炎、感染、坏疽及近期接受皮肤移植手术等。

3）新发 DVT、血栓性静脉炎。

4）下肢血管严重动脉硬化或其他缺血性血管疾病、下肢严重畸形等。

5）下肢水肿严重者慎用,应查明病因后权衡利弊应用。

2. 机械预防措施

（1）间歇充气加压装置

1）工作原理:通过加压泵装置有序充盈远心端到近心端,产生生理性机械引流效应,加快血液流动,促进静脉血液、淋巴液回流。改善血流淤滞,并激活纤维蛋白溶解系统,从而改善血液高凝状态,改善内皮细胞功能紊乱。

2）注意事项:IPC 套筒长度需要结合医院条件以及患者的意愿选择。每天使用时间不少于 18h。在患者能耐受的前提下,尽量延长应用时间。有 VTE 高危因素者,特别是剖宫产产妇,至少使用 IPC 至产后第 2 天,不宜穿 GCS 者可整夜使用。IPC 使用期间应每天评估肢体和 IPC,肢体评估内容包括下肢皮肤卫生、皮色、皮温、足背动脉搏动、肢体感觉和腿围等,以确定 IPC 是否合适。IPC 评估时,检查 IPC 的功能状态,确保套筒置于正确位置,压力处于正确范围内。

（2）逐级加压袜

1）工作原理:通过由足踝向腿部施加的梯度压力,促进血液从浅静脉流至深静脉,增加深静脉的血流速度及血流量,改善静脉瓣的功能,进而增加骨骼肌的静脉泵作用。

2）型号选择:VTE 预防应选择压力范围为 15~21mmHg 的 GCS。应根据患者足踝部最小周径、小腿最大周径和腹股沟中央部位向下 5cm 处的周长采用合适的型号。

3）类型选择:逐级加压袜包括膝长型、腿长型以及连腰型 3 种类型,前两种类型更常用。预防 VTE 时,腿长型优于膝长型,但膝长型舒适度更好,使用正确率和依从性也更高。

4）注意事项:白天和夜间均应穿着 GCS,并定期评估肢体和 GCS。肢体评估同 IPC。GCS 评估是指定时对 GCS 的平整性和完整性进行检查,以保证压力在有效范围内。

（3）足底加压泵

1）工作原理：在短时间内通过脉冲气体快速冲击足底，使足底静脉血液获得正常行走时的一种脉冲性加速，以提高血流速度，改善肢体末端供血不足，加速消除肢体水肿。

2）注意事项：使用时机和频次参考 IPC。使用方法根据说明书进行。

（4）经皮电刺激装置

1）工作原理：通过电极将电流脉冲施压在皮肤上，产生神经动作电位，从而引起肌肉收缩。TENS 可增加下肢静脉血液流速及流量，减轻静脉淤滞。此外，肌肉收缩释放有抗炎作用的肌肉生长因子，有利于预防 DVT 发生。

2）注意事项：使用期间应观察应用部位皮肤情况，如果出现过敏、皮肤损伤等，应调整使用部位或停止使用。

（三）药物预防

1. 预防性抗凝药物

（1）普通肝素（unfractionated heparin, UFH）：皮下注射低剂量普通肝素（low-dose unfractionated heparin, LDUH）适合于中、高危患者，不宜单独应用于极高危患者。用法：5 000U 皮下注射，每日 2 次。体重过轻（<50kg）的孕产妇酌情减少剂量，体重过重的孕产妇予以 7 500U 皮下注射，每日 2 次。使用期间需要监测活化部分凝血活酶时间（activated partial thromboplastin time, APTT）、血小板计数、有无肝素诱发的血小板减少症。

（2）低分子量肝素（LMWH）：目前临床预防 VTE 的一线用药，亦是预防妊娠期及产褥期 VTE 的首选药物。不同制剂应参照药物说明书使用。中危患者予以依诺肝素 2 000IU 或者那屈肝素 2 850IU 皮下注射，每日 1 次。高危患者则予以依诺肝素 4 000IU 或者那屈肝素按照 38IU/kg 行皮下注射，每日 1 次。孕产妇依据体重调节 LMWH 的使用剂量。使用期间监测血小板计数、血清肌酐水平，防止出现肾损伤（肌酐清除率 <30ml/min）或者血小板减少（<100×10^9/L）。如出现肾损伤，减少 LMWH 剂量或者使用 UFH。若用药期间出现抗凝药物相关副反应（如出血、过敏反应、血小板减少、肝功能异常等）、临产征兆，停用 LMWH；计划分娩前 12~24h 停用 LMWH。

（3）维生素 K 拮抗剂（vitamin K antagonist, VKA）：长期治疗 VTE 的主要药物，因起效慢，不推荐作为预防 VTE 的一线用药。其中，华法林最常见，选用时需在应用胃肠外抗凝药物 24h 内重叠使用华法林，初始剂量为 2~3mg，用药期间应监测抗凝强度，控制 INR 在 2.0~3.0。孕妇仅在不适合使用肝素的情况下应用华法林，如有机械心脏瓣膜者。

（4）磺达肝癸钠：一种人工合成的戊糖，能够选择性抑制凝血因子 Xa。使用方法为 2.5mg 皮下注射，每日 1 次。

（5）直接口服抗凝药（direct oral anticoagulant, DOAC）：包括直接凝血酶抑制剂（如达比加群酯、阿加曲班、比伐芦定）及直接 Xa 因子抑制剂（如阿哌沙班、艾多沙班、利伐沙班）。其中，达比加群酯、利伐沙班、阿哌沙班和艾多沙班是目前临床常用直接口服抗凝药。DOAC 治疗窗较宽，作用特异性较强，因而无须监测抗凝功能。对于肾功能不全、高龄和低体重等特殊人群，需要适当调节剂量。直接 Xa 因子抑制剂能通过胎盘，孕妇禁止使用。

2. **抗血小板药物**　对有 VTE 发生风险者可起到保护作用，但不推荐单独应用阿司匹林来预防 VTE。有抗凝药物使用禁忌证者可单独使用。有先兆子痫的妇女，自妊娠中期开始使用低剂量阿司匹林直至妊娠结束。

3. **药物预防疗程**

（1）妇科：术后 6~12h 开始药物预防；良性疾病的患者术后药物预防可至 7~10d，或直到患者可自由下床活动；恶性肿瘤患者药物预防至术后4 周。

（2）产科：①对于高危孕妇，在妊娠 28 周后开始使用 LWMH；极高危孕妇在评估后立即开始应用 LWMH，直至分娩前 24h。②对于高危产妇，在分娩12h 后开始使用 LWMH 至出院，或至产后 7~10d。③对于反复发生 VTE 且长期口服抗凝药物，或患有抗磷脂抗体综合征且合并动静脉栓塞者，从受孕开始应用 LWMH 治疗剂量，持续至产后 6 周。

4. **常见抗血栓药物停药及桥接策略**

（1）VKA：术前应用 VKA 抗凝的患者如果术前需要暂停用药，在术前 5d开始停药，术后 12~24h（手术当天夜间或术后第 1 天晨）在止血彻底的前提下恢复应用 VKA。

对于机械瓣膜置换术后、房颤患者，若为 VTE 低风险，停用 VKA 后可不进行桥接治疗；若为高风险，则需要抗凝桥接治疗（perioperative management of antithrombotic therapies）。桥接治疗方案：在停用 VKA、INR 低于治疗范围后，使用 LMWH 治疗剂量，在术前 24h 停用；手术当天复查 INR，若 INR<1.5，可行择期手术，否则予以维生素 K 1mg 静脉用药；术后 12~24h（手术当天夜间或术后第 1 天晨）在止血彻底的前提下恢复 VKA 的使用，按照术前治疗剂量给药；非高出血风险手术患者在术后 24h 立即开始，高出血风险患者术后48~72h 使用 LMWH 治疗剂量，INR 达到治疗范围，则停止给药；对于肾功能不全患者（肌酐清除率 <30ml/min），UFH 优于 LMWH。

使用普通肝素行桥接治疗者，静脉予以治疗剂量，对于高出血风险手术者术前停药 4~6h。若为低出血风险手术，则术后 24h 以后恢复使用 UFH；若为高出血风险手术，则术后 48~72h 根据出血情况恢复 UFH 使用。

（2）新型口服抗凝药物（new oral anticoagulant, NOAC）：①对肾功能正常，拟行低出血风险手术的患者，术前 24h 停药，拟行高出血风险手术的患者术前 48h 停药。对肾功能不全,拟行低出血风险手术的患者,术前停用达比加群酯 2d,拟行高出血风险手术者停药 4d。②术后恢复 NOAC 的时间根据手术出血风险、止血效果及患者自身因素决定。低出血风险手术患者,24h 后恢复用药;高出血风险手术患者,推迟至术后 48~72h。③一般不给予桥接治疗。

（3）抗血小板药物:根据围手术期血栓栓塞风险及出血风险,决定是否停药和桥接。小剂量阿司匹林一般不停药。如果必须桥接,可用坎格瑞洛、替罗非班或者依替巴肽进行桥接。

（四）腔静脉滤器

腔静脉滤器（inferior vena cava filter, IVCF）可减少致死性 PTE 的发生。一般不作为常规预防措施,即便是 VTE 高危患者也不推荐。近端 DVT、有全剂量抗凝治疗禁忌证、近期接受大手术或者急性 PTE 后续状况不佳者,可考虑放置 IVCF。可回收滤器优于永久型滤器,但若可回收滤器没有及时取出,其风险高于永久型滤器。高龄、恶性肿瘤者可选择永久型下腔静脉滤器。

四、血栓弹力图在静脉血栓栓塞症预防中的应用

1948 年, Hellmut 博士首次提出血栓弹力图（thromboelastography, TEG）的概念。TEG 是一种以图形方式动态反映凝血、血小板聚集以及纤溶功能的方法。与传统凝血四项和血小板聚集率等相比, TEG 可对血小板功能、凝血因子、纤维蛋白原功能和纤维蛋白原溶解过程等进行全面评估,个体化指导临床用药。目前, TEG 已被广泛应用于麻醉、重症、心脏外科、输血等过程中的凝血及纤溶功能的监测。

血栓性疾病早期都会经历血栓前状态。血栓前状态指多种因素致血液出现血栓形成倾向改变,此时血栓形成的风险很高,但血栓尚未形成。对长期卧床、肿瘤或者手术应激等高凝状态的患者,早期检测出血栓前状态并予以预防性抗凝治疗,能起到血栓早期预防的作用。研究表明, TEG 的参数包括凝血形成时间（K 时间）、Angle 角度（α 角）、血栓最大振幅（MA 值）和凝血综合指数（CI 值）,其可作为血栓和血栓前状态的诊断参考指标。在患者入院时进行快速 TEG 检测能够识别住院期间有 PTE 发生风险者。另外, TEG 能敏感反映围手术期患者的凝血功能变化,指导围手术期抗凝治疗:当 MA 值增加时提示栓塞概率显著增加,可应用抗血小板治疗预防栓塞。

五、住院患者静脉血栓栓塞症的预防措施及观察记录表

医护人员评估患者 VTE 风险后,根据其实际情况和个体需求,经过与患者及其家属的充分沟通,一起制订该患者的 VTE 预防措施。医护人员需要记录患者住院期间采取的 VTE 预防措施,严密观察患者有无胃肠道反应、血小板减少、出血等并记录。若患者病情发生变化,需要重新评估 VTE 风

险,更改措施并记录。住院患者静脉血栓栓塞症的预防措施及观察记录表见附录。

六、预防流程

VTE 的预防流程见图 3-2。

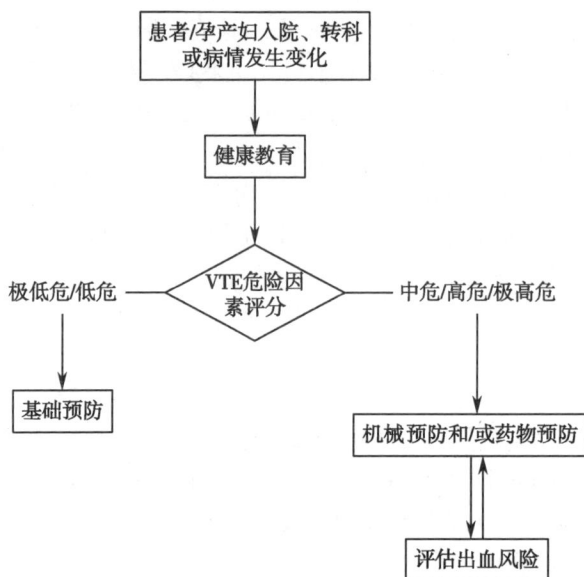

图 3-2　VTE 预防流程图

第五节　静脉血栓栓塞症的诊断

一、深静脉血栓形成的诊断

DVT 患者中有近 2/3 无典型的临床表现,因此对 DVT 的诊断有赖于辅助检查。

(一)临床表现

若血栓较小,仅局限于小腿的腓肠肌静脉丛或者局部侧支循环已建立,则患者的临床表现并不明显。妇科盆腔手术后有 72.5% 的 DVT 患者无典型的临床表现。妊娠期循环、呼吸等系统的生理性变化(如正常妊娠中晚期也可能出现下肢水肿,容量负荷增加引起胸闷、憋气等),使得妊娠期 VTE 也缺乏特异性的临床表现。因此,DVT 的早期诊断有赖于早期症状和体征的识别。下肢近端静脉血栓形成的症状和体征表现为下肢弥漫性的疼痛和肿胀,伴或者不伴下肢红斑、压痛和皮温升高,严重时会发生股青肿。髂静脉血栓形成常表现为整个下肢肿胀,伴或者不伴下腹部、腰部、臀部或背部疼痛。少数患者出现意识淡漠、头痛、颈部胀痛等神经系统症状时，要警惕颈静脉和颅内静脉系统的栓塞。若患者发生经外周置入的中心静脉导管相关血栓，可能存在患肢臂围与健侧不等、酸胀、肿痛或者肢体感觉/运动障碍等。

（二）下肢血管加压超声检查

下肢血管加压超声检查（compression ultrasound，CUS）是目前诊断下肢静脉血栓最常使用的无创检查，能全面探查下肢近端静脉和远端静脉，当静脉管腔变宽、失去弹性，血流充盈缺损或无血流信号，挤压远端肢体血流信号显示无增强、减弱或消失时诊断为 DVT。超声检查结果阴性的患者 3 个月后发生 DVT 的概率极低。因此，首选 CUS 作为高危患者的筛查手段。

（三）D- 二聚体

D- 二聚体是最常使用的反映凝血和纤溶激活的标志物。在急性 VTE 患者中血浆 D- 二聚体平均升高 8 倍，抗凝治疗后逐渐下降至正常。其用于诊断 DVT 的阴性预测值为 98.6%，更具有临床意义，因此对于可疑 DVT 的患者推荐使用 D- 二聚体检测，若结果正常，可排除急性 DVT 的诊断。但是，由于 D- 二聚体水平在妊娠期间普遍升高，因此不推荐 D- 二聚体作为孕产妇的筛查或诊断指标。

（四）围手术期 DVT 的筛查

对于未采取预防措施的妇科手术患者，术后发生 DVT 的危险因素包括：年龄≥50 岁、开腹手术、手术时间≥3h、术后卧床时间≥48h、高血压及静脉曲张。对具有上述 1 个及以上危险因素的患者应进行围手术期下肢 DVT 的筛查。由于妇科盆腔手术后发生 DVT 的患者中 97.1% 发生在术后 1 周内，因此推荐于 2~7d 行 CUS 检查。

（五）DVT 的诊断流程

DVT 的诊断流程见图 3-3。

（六）下肢 DVT 的临床特征评分表

Wells 评分表（表 3-11）是一种评分规则，用于 DVT 筛查，主要根据患者病史、临床特征来判断是否存在 DVT 的高危因素，包括两种方法。方法一：评分 –2~1 分为不可能形成深静脉血栓，2~8 分为可能有深静脉血栓形成；方法二：以深静脉血栓形成的概率来体现，–2~0 分为低危，1~2 分为中危，3~8 分为高危。低危、中危、高危患者 DVT 发生的可能性分别为 3%、16.6%、74.6%。当 Wells 评分为低危时，行 D- 二聚体检查，阴性者可排除血栓形成，阳性者需进一步做超声检查；当 Wells 评分为中危、高危时，做超声检查，阳性者可确诊，阴性者需进一步做血管造影等影像学检查。

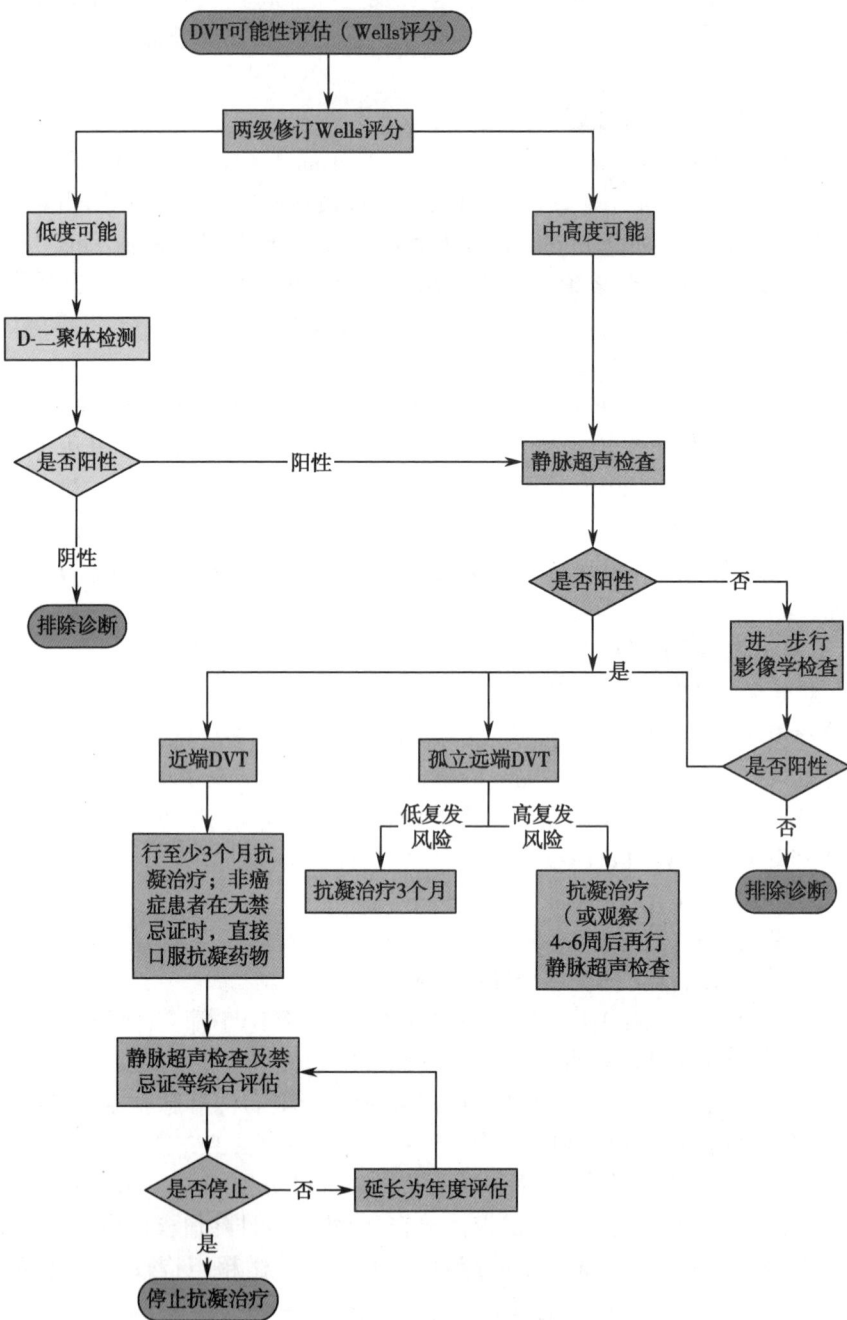

图 3-3   DVT 的诊断流程图

表 3-11 Wells 评分表

病史及临床特征	评分
活动性肿瘤（近 6 个月内接受肿瘤治疗或目前正采取姑息疗法）	1
下肢麻痹、瘫痪,或下肢石膏固定	1
4 周内卧床≥3d,或过去 4 周内有大手术史	1
沿深静脉系统走行的局部压痛	1
下肢肿胀	1
胫骨结节下方 10cm 处小腿腿围较无症状侧增加≥3cm	1
患肢凹陷性水肿	1
浅静脉侧支循环（非静脉曲张）	1
其他比 DVT 更符合的诊断	−2

注:如果双侧下肢均有症状,以症状严重侧为准。

二、肺栓塞的诊断

PE 患者中近 2/3 并无典型的临床表现,妇科术后罹患 DVT 的患者需进行相关检查以排除 PE。若患者及孕产妇出现晕厥、胸痛、低氧血症、呼吸困难、心动过速等可疑 PE 症状,建议行 PE 相关检查。

（一）临床表现

PE 发病隐匿,临床表现多样且无特异性,可出现猝死,漏诊率高。国外的资料显示,PE 患者中有 1/4 的患者临床表现为猝死。我国资料显示,71.4% 的 PE 患者无典型的临床表现。若患者出现低氧血症、呼吸困难、胸痛、晕厥、心动过速等症状,听诊肺部闻及哮鸣音、湿啰音或者血管杂音应考虑为 PE。

（二）D-二聚体

D-二聚体对 PE 诊断的灵敏度高达 92%~100%,特异度为 40%~43%,对于临床可疑 PE 的患者,推荐使用 D-二聚体检测排除急性 PE 的诊断。

（三）影像学检查

1. CT 肺血管造影（computed tomographic pulmonary angiography,CTPA） 妇科手术后合并 DVT 和高度怀疑 PE 的患者,在病情允许的情况下推荐使用 CTPA 作为首选的影像学检查方法。对于临床可疑 PE 的孕产妇,应详细告知检查对母儿的潜在风险,再行 CTPA。多层螺旋 CT 血管造影,诊断 PE 的灵敏度为 83%,特异度达 96%。CTPA 结果正常的患者 3 个月内总的 PE 发生率为 1.2%。

2. **核素肺通气／灌注(V/Q)显像**   与 CTPA 相比,该检查所致的辐射和使用对比剂较少,也较少发生过敏反应,因此对年轻、健康的孕产妇推荐核素肺通气／灌注显像;对胸部 X 线检查结果阴性,临床怀疑 PE 的孕产妇多倾向于应用核素肺通气／灌注显像。检查结果分为:正常或极低可能、低度可能、中度可能、高度可能。低度可能或中度可能的患者未来 PE 的发生率为10%~40%,结果为"高度可能"时具有诊断意义,特异度高达96%。

3. **磁共振肺血管成像(magnetic resonance pulmonary angiography,MRPA)**   因无须注射对比剂而适用于碘过敏者。其可区分新鲜和陈旧血栓,可为后续的治疗提供依据。

4. **肺动脉造影(pulmonary arteriography,PAA)**有创检查,因有发生严重或致命并发症的可能,现已很少使用。

5. **超声心动图**   多用于评估患者心功能及右心室的大小,个别患者可通过此项检查发现位于右心房、右心室或肺动脉近端的血栓。

（四）急性肺栓塞的诊断流程

急性肺栓塞的诊断流程见图 3-4。

（五）急性肺栓塞临床诊断可能性评分

急性肺栓塞临床诊断可能性评分可采用改良的Geneva 评分表,见表 3-12。

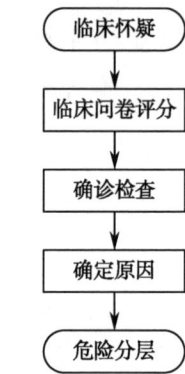

图 3-4   急性肺栓塞诊断流程图

表3-12   改良的 Geneva 评分表

条目	原始版	简化版
PE 或 DVT 病史	3	1
心率		
75~94 次 /min	3	1
≥95 次 /min	5	2
1 个月内手术或骨折	2	1
咯血	2	1
活动性肿瘤	2	1
单侧下肢疼痛	3	1
下肢深静脉触痛及单侧下肢水肿	4	1
年龄 >65 岁	1	1

续表

条目	原始版	简化版
临床可能性		
三分类评分法		
低度可能	0~3	0~1
中度可能	4~10	2~4
高度可能	≥11	≥5
二分类评分法		
不可能出现肺栓塞	0~5	0~2
可能存在肺栓塞	≥6	≥3

（六）急性肺栓塞患者诊断性检查流程

血流动力学不稳定的急性肺栓塞患者的诊断性检查流程见图 3-5。血流动力学稳定的急性肺栓塞患者的诊断性检查流程见图 3-6。

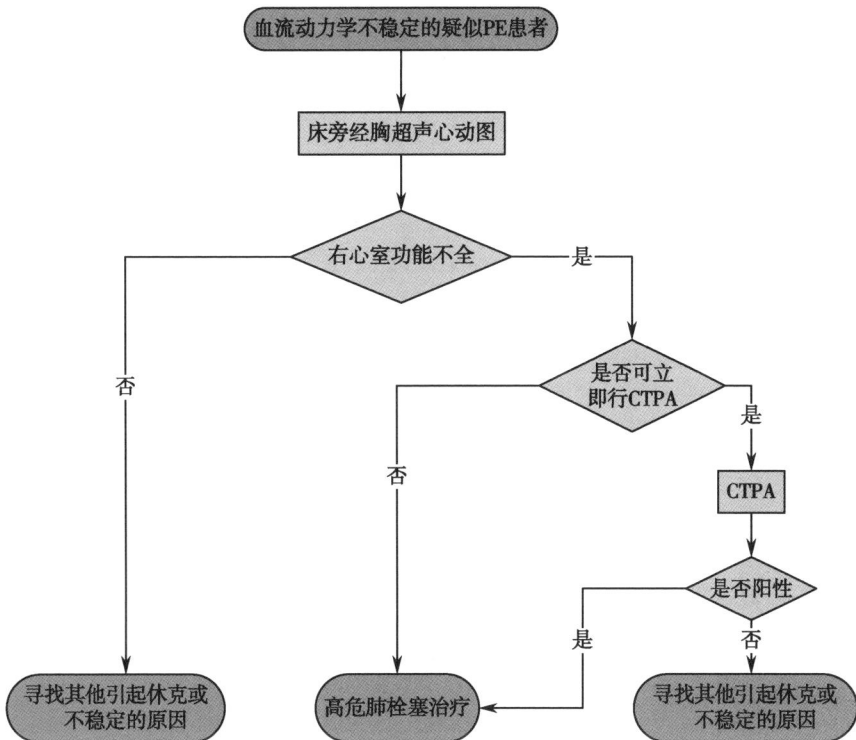

图 3-5　急性肺栓塞患者诊断性检查流程（血流动力学不稳定）

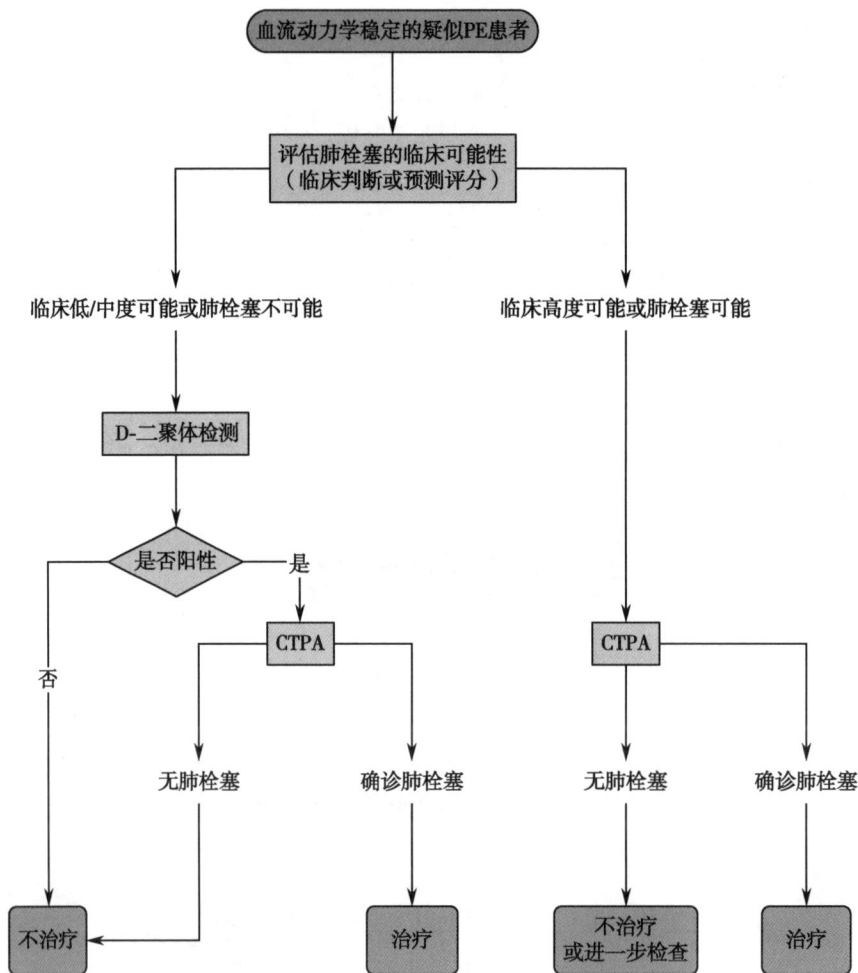

图 3-6   急性肺栓塞患者诊断性检查流程（血流动力学稳定）

（七）急性肺栓塞患者危险度分层表

急性肺栓塞患者危险度分层表见表 3-13。

表3-13　急性肺栓塞患者危险度分层表

早期死亡风险		风险的指标			
		血流动力学不稳定[a]	肺栓塞严重性和/或合并的临床指标：PESI Ⅲ~Ⅴ或sPESI≥1	右心室功能不全（TTE或CTPA）[b]	心肌肌钙水平升高[c]
高危		+	+[d]	+	+
中危	中高危	−	+[e]	+	+
	中低危	−	+[e]	一个（或没有）阳性	
低危		−	−	−	选择评估；如果评估，阴性

注：PESI（pulmonary embolism severity index）：肺栓塞严重程度指数；sPESI（simplified pulmonary embolism severity index）：简化肺栓塞严重程度指数；TTE（transthoracic echocardiogram）：经胸超声心动图。a. 下列临床表现之一：心搏骤停，梗阻性休克［收缩压 <90mmHg 或尽管在充足的灌流状态下，使用血管升压素使血压 >90mmHg 但终末器官灌注仍不足，或持续性低血压（不是由新发心律失常、血容量减少或脓毒症引起的，收缩压 <90mmHg 或收缩压下降 >40mmHg 超过 15min）］。b. 急性肺栓塞患者预后相关影像学结果（经胸超声心动图或 CT 肺血管造影）。c. 其他实验室生物标志物的升高，如 N 末端 B 型利钠肽原 >600ng/L，心脏型脂肪酸结合蛋白 >6ng/ml，或和肽素 >24pmol/L，可能提供额外的预后信息。这些标志物已在群组研究中证实，但还未用于在随机对照试验中指导治疗决策。d. 血流动力学的不稳定性结合 CT 肺血管造影测得的肺栓塞或经胸超声心动图测得的右心室功能不全，足以将患者归为高危肺栓塞类别。在这些情况下，无须再计算肺栓塞严重程度指数、测量肌钙蛋白或其他心脏标志物水平。e. 经胸超声心动图（或 CT 肺血管造影）提示患者有右心室功能不全的迹象或可能存在心脏生物标志物水平的升高，尽管经过计算的肺栓塞严重程度指数为Ⅰ~Ⅱ或简化肺栓塞严重程度指数为 0，但在这些指标在肺栓塞管理中所起的作用被完全理解以前，这些患者应归入中度风险类别。

第六节　静脉血栓栓塞症的治疗

一、深静脉血栓形成的治疗

（一）DVT 抗凝治疗

抗凝是 DVT 的基本治疗，能抑制血栓蔓延、利于血栓自溶以及管腔再通，降低 PTE 发生率、病死率。抗凝药物有 LDUH、LMWH、VKA 和 NOAC。

1. 急性 DVT

（1）起始时间：若高度怀疑患者发生急性 DVT，立即行抗凝治疗，无须等待检查结果；若为低度怀疑，同时检查结果能在 24h 内获得，则根据检查结果确定是否行抗凝治疗。一旦确诊 DVT，如无抗凝禁忌，立即行抗凝治疗。急性孤立性周围型 DVT，如果有严重症状或者存在血栓进展危险因素，立即行抗凝治疗；如无严重症状以及血栓进展危险因素，可在 2 周内复查影像学检查，再根据结果确定是否开始抗凝治疗。急性孤立性周围型 DVT，2 周内连续复查影像学检查，如果血栓无进展，则不行抗凝治疗；如果血栓进展，则开始抗凝治疗。

（2）初始抗凝药物：不合并肿瘤的患者，可使用利伐沙班、达比加群酯或者 LMWH。若合并肿瘤，则应用 LMWH。

（3）长期抗凝药物：不合并肿瘤的患者，可选用利伐沙班或者达比加群酯长期抗凝治疗，如果不愿意或不能应用者，可使用 VKA。合并肿瘤者，则应用 LMWH。

2. **复发性 DVT**   积极寻找复发的原因。对于 VKA 治疗期间 INR 达标或者利伐沙班、达比加群酯治疗依从性好的患者，可换用 LMWH 治疗 ≥1 个月。对于 LMWH 治疗依从性好的患者，复发后可将 LMWH 剂量增加 1/4~1/3。

3. **急性 DVT 抗凝治疗疗程**

（1）继发于可逆性危险因素（如长途旅行、手术、外伤等）的中心型 DVT，需抗凝治疗 3 个月。

（2）继发于可逆性危险因素的孤立性周围型 DVT，若开始抗凝治疗应治疗 3 个月。

（3）周围型和中心型特发性 DVT，抗凝治疗 ≥3 个月。对于初发、无明显诱因的中心型 DVT，若为低、中危出血风险，可延长抗凝治疗时间（>3 个月）；若为高危出血风险，则抗凝治疗时限为 3 个月。

（4）复发性 DVT，若为低危出血风险，则推荐延展期抗凝治疗（>3 个月且无明确终止时间）；若为中危出血风险，则延长抗凝治疗时间；若为高危出血风险，建议抗凝治疗时限为 3 个月。

（5）如果诱发 DVT 的危险因素持续存在或者不能去除，应在充分评估患者出血风险的前提下，延长抗凝治疗时间，直至危险因素去除。

（6）对接受长期抗凝治疗的 DVT 患者，定期进行风险 - 效益评估，以此决定是否继续抗凝治疗。

（7）恶性肿瘤相关的 DVT，应抗凝治疗 ≥3 个月。若肿瘤处于活动期或者正在接受治疗，建议长期抗凝治疗。

（二）DVT 溶栓治疗

对全身状况好、预期生命 >1 年、急性近端 DVT 及有低出血并发症风险的患者，可行溶栓治疗。对于孕妇，需结合其孕周、危险因素、栓子范围、呼

吸 - 循环系统状况等,进行个体化评估,制订溶栓治疗方案,权衡抗凝 - 溶栓治疗和终止妊娠的时机。常用的溶栓药物有链激酶、尿激酶以及重组组织型纤溶酶原激活剂等。治疗过程中,注意监测患者有无出血并发症,当血小板计数 $<50 \times 10^9$/L、血浆纤维蛋白原含量 <1.0g/L、D- 二聚体降低并逐渐趋于正常或者维持较低水平而不再升高时,则停止溶栓治疗。

二、肺栓塞的治疗

(一)一般支持治疗

对于高度疑诊或确诊急性 PTE 的患者,需严密监测心率、呼吸、血压、心电图、血气分析的变化,并予以呼吸与循环支持。对急性 PTE,若血流动力学稳定,应在充分抗凝的基础上,尽早下床活动。

(二)PTE 抗凝治疗

1. **急性 PTE**

(1)对于高度怀疑急性 PTE 的患者,在等待诊断结果的过程中,可使用胃肠外抗凝治疗,如 UFH、LMWH 或者磺达肝癸钠等。

(2)对于已确诊急性 PTE 的患者,若无抗凝禁忌证,应尽早开始抗凝治疗。初始治疗可以选择 LMWH、UFH、磺达肝癸钠或者负荷量的利伐沙班。

(3)选择华法林长期抗凝的患者,在使用胃肠外抗凝药物的 24h 内重叠应用华法林,调节 INR 在 2.0~3.0,达标后停止使用胃肠外抗凝药物。

2. **复发性 PTE**　积极寻找复发的原因。如果在使用口服抗凝药物的过程中复发,暂时转换为 LMWH 治疗。如果在接受长期 LMWH 抗凝治疗的过程中复发,则适当增加 LMWH 的剂量。

3. **偶然发现或亚段 PTE**　对于无症状偶然发现的 PTE,如果存在 VTE 进展危险因素或者复发风险,应行抗凝治疗至少 3 个月,方案同急性 PTE。对于有相关临床症状的亚段 PTE,应抗凝治疗至少 3 个月,方案同急性 PTE。对于无症状且无下肢近端 DVT 的亚段 PTE,如果 VTE 复发风险低,可临床观察;如果 VTE 复发风险高,应抗凝治疗至少 3 个月,方案同急性 PTE。

4. **PTE 抗凝疗程**

(1)有明确可逆性危险因素的急性 PTE,在抗凝治疗 3 个月、去除危险因素后,可停止抗凝治疗。

(2)对于危险因素持续存在的患者,在 3 个月抗凝治疗后,继续抗凝。

(3)对于特发性 PTE,若治疗 3 个月后仍未明确危险因素,同时出血风险较低,需延长抗凝治疗时间,甚至终身抗凝;若治疗 3 个月后,出血风险高,需动态评估血栓复发和出血风险,以此决定是否继续抗凝治疗。

(三)急性 PTE 溶栓治疗

溶栓治疗能迅速溶解血栓,恢复肺组织的再灌注,降低肺动脉阻力及肺动脉压,改善右心室的功能,降低严重 VTE 患者的病死率和复发率。

1. 急性高危 PTE,若无溶栓禁忌,立即开始溶栓治疗。对于急性中高危 PTE 患者,应抗凝治疗,密切观察病情变化,如果病情恶化,且无溶栓禁忌,立即溶栓治疗。常用溶栓药物有链激酶、尿激酶及阿替普酶(rt-PA),三种药物的溶栓效果相似。治疗结束后,每 2~4h 测定 1 次 APTT,若其水平低于正常值的 2 倍,应重新开始抗凝治疗。

2. 急性 PTE 溶栓治疗后疗效观察指标

(1)症状:症状减轻,尤其是呼吸困难好转。

(2)生命体征:呼吸频率及心率减慢,血压升高,脉压变大。

(3)动脉血气分析:PaO_2、$PaCO_2$ 上升,pH 下降(原呼吸性碱中毒者)或上升(合并代谢性酸中毒者)。

(4)心电图:急性右心室扩张的改变好转,如完全性右束支传导阻滞、不完全性右束支传导阻滞或 V_1S 波挫折,V_1~V_3S 波挫折粗顿消失等。胸前导联 T 波倒置加深、直立或不变。

(5)胸部 X 线平片:原显示的肺纹理减少或者稀疏区变多、肺血流分布不均的情况得到改善。

(6)超声心动图:①室间隔左移减轻。②右心房、右心室内径缩小。③右心室运动功能改善。④肺动脉收缩压下降。⑤三尖瓣反流减轻。

(四)急性 PTE 的其他治疗方案

1. 肺动脉血栓手术取栓术 该方案适用于有溶栓禁忌证或溶栓失败的高危及部分中高危急性 PTE 的患者。术前接受溶栓治疗会增加出血风险,但不是手术取栓术的绝对禁忌证。手术取栓可能致母胎死亡,对严重影响血流动力学稳定的 PTE、存在溶栓禁忌证或溶栓治疗效果不佳的孕妇,可行肺动脉血栓剥离术。

2. 经静脉导管介入治疗 适用于有溶栓及抗凝绝对禁忌证或者溶栓治疗无效的高危 PTE 患者。因为治疗过程中的造影剂和射线的暴露,孕妇不宜使用。对有溶栓治疗绝对禁忌证者,可采用导管碎栓、切栓及血栓抽吸等物理方法;对没有溶栓治疗绝对禁忌证者,可给予单独或者在上述治疗基础上经导管局部溶栓。

(五)基于危险分层的肺栓塞临床处理流程

基于危险分层的肺栓塞临床处理流程见图 3-7。

(六)住院急性肺栓塞患者的救治流程

住院急性肺栓塞患者的救治流程见图 3-8。

(七)急性肺栓塞溶栓抗凝流程

急性肺栓塞溶栓抗凝流程见图 3-9。

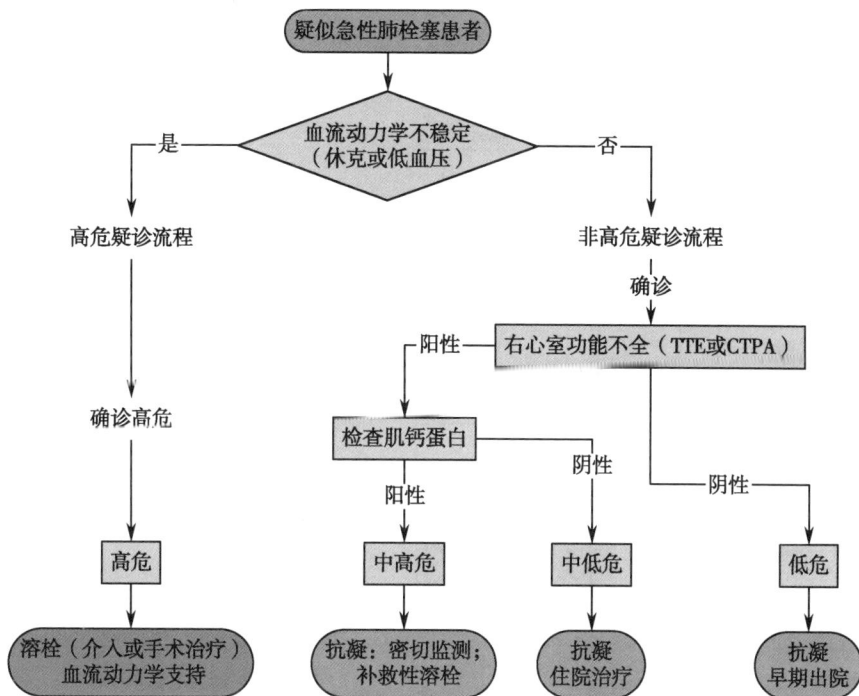

图 3-7　基于危险分层的肺栓塞临床处理流程

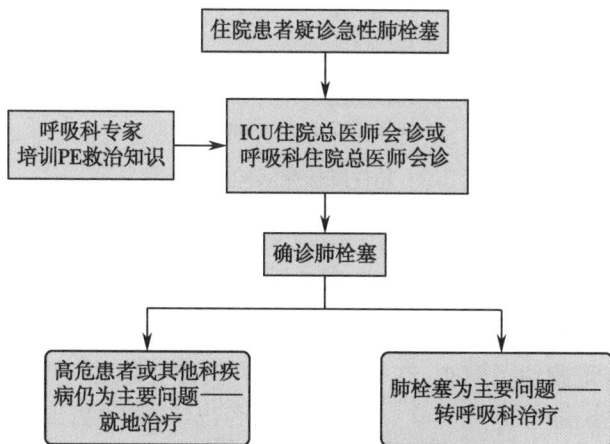

图 3-8　住院急性肺栓塞患者的救治流程

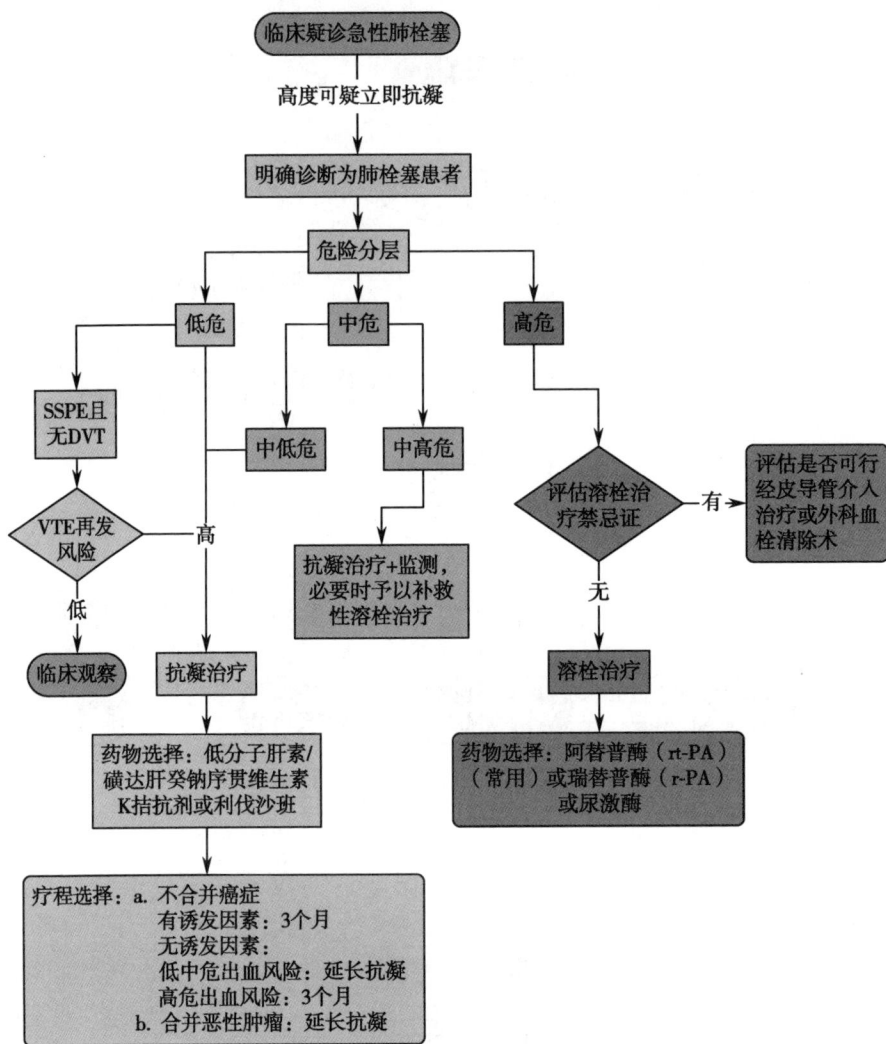

SSPE：亚段肺栓塞。

图3-9　急性肺栓塞溶栓抗凝流程

三、抗凝后严重出血的处理

患者应用抗凝药物后有出血的风险,应严密观察患者情况,若发生下列一种或多种情况,为严重出血:血红蛋白降低20g/L或者更多;需2个单位以上的全血或者红细胞纠正失血;在关键区域或者关键脏器出现症状性出血,如颅内出血、眼内出血、椎管内出血、关节内或心包出血、腹膜后出血,或者伴有筋膜间隙综合征的肌肉出血;需要抢救或外科止血。发生严重出血以后,立即处理。处理流程见图3-10。

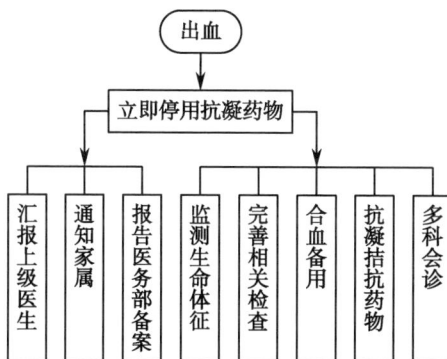

图 3-10　抗凝后严重出血的处理流程

四、血栓弹力图在静脉血栓栓塞症治疗中的应用

抗血小板和抗凝治疗的监测可用于药物剂量的调整、药物抵抗性和不良反应的诊断及停药后最佳手术时间的判断。早期，APTT 被用于监测肝素的抗凝效果，INR 被用于监测 VKA，而对于抗血小板药物的疗效缺乏有效的监测手段。传统的 TEG 只能监测凝血状态的改变，当在原反应体系中加入花生四烯酸、肝素酶、腺苷二磷酸等物质时，可用于监测血液中肝素和抗血小板药物等的药物浓度，评价药物的抗凝效果。使用 TEG 监测凝血的动态变化，不仅能达到最大疗效，而且能够最大限度地避免出血，实现个体化的抗凝治疗。

第七节　静脉血栓栓塞症的护理

一、血栓风险和出血风险评估时机

（一）血栓风险评估时机

孕产妇首次产前检查、入院后 24h 内所有患者及孕产妇应完成血栓风险评估。手术患者术后 6h 内、转科患者转入 6h 内、分娩后及患者出院前应再次评估，当出现新的妊娠合并症或并发症、VTE 危险因素发生变化时应及时评估。

（二）出血风险评估时机

在使用抗凝药物进行血栓预防前，需要评估患者的出血风险，在患者应用抗凝药物期间应定期进行评估；重新更换抗凝药物或者患者病情加重时、手术后、妊娠等情况时，需要及时进行出血风险的再次评估，并且在应用抗凝药物期间也应定期评估。

二、用药护理

遵医嘱应用抗凝、溶栓等药物，对初次、继发于一过性危险因素者，服用抗

凝药物不少于 3 个月,对初次原发者,服药应在 6~12 个月,甚至更长时间。服药期间需注意以下几点:

1. 不可擅自停药。

2. 定期监测 INR,如低于 1.5 或高于 2.5 及时就诊。

3. 服药期间,应避免碰撞及跌倒,选用软毛牙刷刷牙,以减少出血的风险。

4. 按要求门诊随访,观察有无局部、全身出血倾向,发现异常立即到医院就诊。

5. 避免自行服用其他对凝血功能有影响的药物。

6. 若因其他疾病就医时,主动告知医务人员正在使用的抗凝药物。

7. 直接口服抗凝药物的代表药物利伐沙班的剂型主要为 10mg、15mg 和 20mg,10mg 的片剂因口服生物利用度较高(≥80%),空腹或随餐服用均可,而 15mg、20mg 的片剂若空腹服用,不能完全被胃吸收,药效会降低,因此为延缓药片在胃内的排空时间,推荐与食物同服,以达到较高的生物利用度。

三、病情监测指导

向患者介绍相关疾病的临床表现。若出现一侧肢体肿胀、疼痛,应警惕 DVT 发生的可能;突然出现胸痛、呼吸困难、咯血等症状时,应注意 PE 复发的可能性,立即就诊。

四、疾病预防指导

有研究发现,护士对患者行健康教育,对患者进行 VTE 风险评估,能在一定程度上提高 VTE 的预防率。健康教育内容包括:

1. 对存在 DVT 危险因素的人群,应避免可能增加血流淤滞的行为,如跷二郎腿、卧床时膝下放置枕头、穿束膝长筒袜、长时间站立或坐位等。

2. 对于卧床患者应鼓励早期进行床上肢体活动,病情允许时可早期下床活动,不能自主活动的患者进行被动肢体活动。

3. 卧床患者可使用机械预防,如应用逐级加压袜、间歇充气加压装置和足底加压泵等促进下肢静脉血液回流。

4. 宜进食低脂、高纤维食物,多饮水,保持大便通畅,防止血液浓缩,避免排便时因负压增高而影响下肢静脉血液回流。

5. 对于血栓高危风险患者,应遵医嘱预防性使用抗凝药物。

五、皮下注射技术

(一)药物准备

根据患者体重调整注射剂量,注射前将多余量排出,推荐采用预灌式抗凝针剂,注射之前无须排出注射器内的气泡,针尖朝下,将气泡轻弹至药液上方。

（二）注射部位选择

对非妊娠期成年患者,注射部位优选腹部。腹壁注射部位上起左右肋缘下 1cm,下至耻骨联合上 1cm,左右至脐周 10cm,避开脐周 2cm 以内;妊娠晚期（妊娠 28 周至临产前 48h）患者选择腹壁注射时,需要经 B 超测定注射部位皮下组织厚薄程度,在确定皮下组织厚度大于注射针头长度后方可注射。腹壁注射时患者平躺后应取屈膝仰卧位,于左右腹壁的前外侧或后外侧皮下组织内交替给药,2 次注射点间距在 2cm 以上。

（三）进针深度

注射时针头应垂直刺入皮肤而不应成角度,在整个注射过程中,用拇指和示指相距 5~6cm,将皮肤捏起,并将针头全部扎入皮肤皱褶内注射。

（四）抽回血、注射速度、穿刺点按压

注射前不抽回血,持续匀速注射 10s,注射后停留 10s,拔针后无须按压,如穿刺处出血或渗液,以穿刺点为中心,垂直按压 3~5min。

（五）注射后禁忌

注射后注射处禁忌热敷、理疗。

六、VTE 预防相关护理文书要求

VTE 预防内容应在护理文书记录中有体现,包括 VTE 相关风险因素（通过血栓风险评估表体现）及为患者采取的预防措施;机械预防措施开始和停止运用的时间;药物预防内容,如药物名称、剂量、使用时间、用药途径等;机械或药物预防期间出现的不良反应以及采取的处理措施;对患者实施的健康教育内容等。

第八节 静脉血栓栓塞症防治工作的评价

一、护理质量管理内容

医院需要完善 VTE 护理预防体系,成立护理 VTE 防治管理部门,各个病区设置护理联络员专门负责病区 VTE 预防护理管理,以进一步开展院内 VTE 预防的护理质量管理工作。其工作职责包括:制订全年全院 VTE 预防的护理质量管理计划;拟定全年 VTE 预防护理检查内容;组织病区护士开展 VTE 相关培训和考核;负责 VTE 健康教育资料的制作及更新,全院统一发放;统筹安排全院 VTE 多学科护理会诊;协助开展 VTE 相关的护理科研;根据最新指南和医院临床护理现状和需求制订相关管理文件,如:VTE 预防的护理操作流程和考核标准,VTE 预防护理文件书写的要求,院内突发 VTE 的护理应急预案,VTE 高风险患者的护理会诊记录单,VTE 防治的不良反应记录单,VTE 出院患者的随访记录单等。

二、护理质量管理评价

定期开展病区 VTE 护理质量管理的自查和病区之间的互查,监测 VTE 相关护理质量敏感指标,对超出控制线的病区及时整改、持续追踪,以促进院内 VTE 的有效预防和质量改进。

三、评价指标

(一)结构指标

结构指标是防治 VTE 的前提,包括制度流程、设施设备、教育培训等因素,促成流程制度的规范。

1. **制度流程**　包括静脉血栓栓塞症管理制度、静脉血栓栓塞症护理规范与流程、静脉血栓栓塞症应急预案、静脉血栓栓塞症质量控制计划和管理团队建设等。

2. **设施设备**　包括机械预防工具配比、机械预防工具使用率等。

3. **教育培训**　VTE 相关知识培训的落实率、VTE 风险评估流程的知晓率、VTE 预防及诊治流程的知晓率等。

(二)过程指标

过程指标能够进一步规范临床 VTE 的防治工作,是 VTE 管理工作的重点监测内容。临床医护人员是过程指标制订的主要参与者。

1. **风险评估**　包括 VTE 风险评估率、VTE 风险评估正确率、VTE 出血风险评估率、风险等级预警率、机械预防或者抗凝用药前评估落实率等。

2. **预防及治疗**　包括基础预防措施落实率、机械预防措施落实率、药物预防措施落实率、深静脉血栓形成或高风险患者的随访率等。

3. **静脉血栓栓塞症的护理**　包括患者患肢保护措施执行正确率、患者患肢评估观察准确率、抗凝药物使用规范执行率、护理记录书写合格率等。

4. **健康教育**　包括患者静脉血栓栓塞症预防措施知晓率、患者功能锻炼合格率、患者抗栓设备使用达标率、患者静脉血栓栓塞症注意事项知晓率、患者抗凝药物使用注意事项知晓率等。

(三)结局指标

结局指标可促进 VTE 管理工作的持续改进,包括患者的临床结局、效果评价和医护人员知识技能等。

1. **临床结局**　包括深静脉血栓形成的发生率、肺栓塞的发生率、VTE 的全因病死率、肺栓塞的病死率、出血倾向等药物不良反应的发生率等。

2. **效果评价**　包括出院患者对深静脉血栓防治工作的满意度、患者对深静脉血栓形成相关知识的掌握率、患者出院后机械预防或者抗凝药物使用依从性等。

3. **知识技能**　包括 VTE 相关知识考核的合格率、VTE 相关技能的达标率等。

（四）部分静脉血栓栓塞症护理质量敏感指标计算公式

1. **VTE 风险评估正确率**　单位时间内,VTE 风险评估正确人次数 / 同期内 VTE 风险评估总人次数 ×100%。

2. **患者 VTE 健康宣教知晓率**　单位时间内,患者对 VTE 知识知晓人次数 / 同期内住院患者总人次数 ×100%。

3. **VTE 机械预防措施落实率**　单位时间内,VTE 机械预防措施落实人次数 / 同期内住院患者总人次数 ×100%。

4. **VTE 药物预防措施落实率**　单位时间内,VTE 药物预防措施落实人次数 / 同期内住院患者总人次数 ×100%。

5. **护士 VTE 相关知识技能合格率**　单位时间内,护士 VTE 相关考试合格人次数 / 同期内护士考试总人次数 ×100%。

6. **VTE 发生率**　单位时间内,VTE 发生人次数 / 同期内住院患者总人次数 ×100%。

7. **VTE 预防患者满意度**　单位时间内,患者对 VTE 预防满意人次数 / 同期内住院患者总人次数 ×100%。

第九节　静脉血栓栓塞症的科研管理

一、研究现状及趋势

（一）研究的重要性

静脉血栓栓塞症是住院患者的常见并发症及重要死亡原因之一,其中,DVT 是术后常见的并发症。DVT 最主要的危害是 PTE,严重时会出现心源性休克,甚至猝死,是患者的重要死亡原因。特别是对于肿瘤患者而言,其凝血系统常处于高凝状态,这不仅会加速肿瘤细胞的生长和转移,也会提高 VTE 的发病率,导致病死率提高及医疗费用支出增高。随着各级医疗机构对 VTE 预防护理的关注逐渐加强,VTE 发病率也得到一定程度的控制,但由于 VTE 的发病受多种因素的影响,其临床表现常难以识别,易被漏诊,因此依然是医护人员面临的重要问题。静脉血栓栓塞症相关研究的重要性主要体现在以下方面:

1. **患者方面**　VTE 会导致患者医疗费用显著增加,使患者住院时间延长。如果 VTE 长期无法治愈,会发展成慢性血栓性疾病,严重影响患者的生活质量。

2. **科研方面**　目前,针对 VTE 的研究相对较多。但国内外相关调查显示,VTE 预防的护理和管理仍存在较大缺陷,需要加强相关研究;对于 VTE 风险的评估、预防、护理等方面,存在评估工具本土化程度不够、有效性研究不够深入等问题。

（二）研究现状

1. 随着对血栓防治工作的重视,医院 VTE 防治工作已被纳入医疗质量管理和监控体系,相关研究文献发表数量呈逐年上升的趋势。我国 VTE 防治工作起步相对较晚,大部分医院的质控体系的建立仍处于探索发展阶段,为了达到临床、护理、管理、信息同质化和一体化,还需要不断摸索与完善,继续加强 VTE 相关研究,形成规范的医护培训体系。

2. 对于 VTE 预防的研究还不够深入。院内 VTE 防治逐渐受到临床多学科,尤其是 VTE 高风险科室的关注,但在机械预防研究、机械预防联合药物预防研究等方面尚存在欠缺。从已发表的国内指南来看,对抗凝药物使用作出了较多规范,而对机械预防提及较少,多为专家共识。

3. 全国各医院使用的 VTE 风险评估量表大多基于 Caprini 评分量表、Padua 评分量表、Wells 评分系统或者 Geneva 评分量表,不同量表的使用范围有所不同,但都存在缺乏针对性和本土化指标不足等问题。有研究表明,部分医院的血栓风险评估管理不够规范,其原因主要是缺乏有效的评估工具。

二、研究选题

（一）临床护理研究方向

1. **静脉血栓栓塞症发病机制研究**　VTE 的发生是遗传与多种后天影响因素共同作用的结果,明确 VTE 的发病机制,有助于临床简便、快速、安全地尽早发现 VTE。

2. **静脉血栓栓塞症评估量表研究**　VTE 风险评估量表质量参差不齐,部分量表未经大样本前瞻性研究的验证,未来可开展相关研究,以此不断优化量表。另外,目前临床普遍使用的量表多为国外学者开发,可根据我国静脉血栓栓塞症发病特点、高危因素等开发适用于我国人群的静脉血栓栓塞症评估量表,并逐步开发针对不同人群的具有特异性的风险评估工具。

3. **静脉血栓栓塞症预防措施研究**　虽然各大指南中均提及 VTE 预防的机械预防措施及药物预防措施,但是机械预防措施实施的时间、频率、流程和规范没有统一标准,不同风险等级、不同人群的最优预防方案仍不明确,未来还需进一步研究以提高 VTE 预防效果。

（二）护理管理研究方向

1. **静脉血栓栓塞症防治规范**　目前发表的 VTE 相关防治指南或专家共识等,多数以临床医疗为重点,未来可从临床护士的角度编写相关指南或专家共识,以提高 VTE 的规范化管理。

2. **静脉血栓栓塞症防控护理质量评价指标**　目前有关 VTE 防控护理质量评价指标的研究中多以基于指南的防治措施落实等为重点,指标大多为过程指标，未形成完整的指标体系。另外，质量评价指标的相关研究中，评价指标也以医疗为主，护理质量评价指标涉及较少。因此，未来可基于各个专科，构建"结构 - 过程 - 结果"指标一体化的 VTE 防控护理质量评价指标，促进VTE 护理质量的提升。

（习春杨　陈澜玲　黄　燕）

第四章　输液渗漏风险管理

第一节　输液渗漏定义及分级

静脉输液（intravenous infusion）是住院患者重要的治疗手段,也是护士需要准确完成的常规工作。输液渗漏是静脉输液治疗过程中最常见且可预防的并发症。导致渗漏的原因较多,包括输注药物的性质、患者健康状况、照护者因素、护士因素等。渗漏的发生,在精神上给患者带来了痛苦,也给患者身体带来了创伤,同时增加了不必要的经济负担,严重的输液渗漏还可能造成不可逆的损伤或者残疾,引发医疗纠纷。因此,如何通过系统化管理来预防输液渗漏及有效处理输液渗漏,是护士,特别是妇幼专科护士亟待解决和研究的重要问题。

一、定义

（一）输液渗漏

静脉输液是临床上广泛用于治疗疾病和抢救危重患者的一种高效的给药途径,其基本原理是利用大气压和液体静压原理,将无菌液体或者药物由静脉输入体内的方法,是现代药物治疗的重要手段,在治疗某些疾病和挽救患者生命方面有着不可替代的作用。美国静脉输液护理学会（Infusion Nurses Society, INS）对渗漏进行了标准性定义,阐述了发疱类药物和非发疱类药物对输液渗漏结局的影响,并对渗漏进行了分级。按照渗漏药物性质的不同,输液渗漏分为渗出和外渗两大类。

1. **渗出（infiltration）**　是指静脉输液过程中,非腐蚀性药物或者液体（包括刺激性药物）进入静脉管腔之外的周围组织。当发生渗出时,可能导致局部肿胀和疼痛。

2. **外渗（extravasation）**　是指静脉输液过程中,腐蚀性药物（即发疱类药物）进入静脉管腔之外的周围组织。当发生外渗时,导致患者不同程度的组织损伤,包括皮肤、肌腱或肌肉组织等。轻则引起局部肿胀和疼痛,重则引起组织坏死,甚至造成永久性功能障碍。

（二）其他相关定义

1. **刺激性药物（irritant medication）**　是指药物从血管通道进入周围组织时,能引起组织炎症、刺激、疼痛和过敏、静脉炎的一类药剂,这一类药物通常指刺激性强的非化疗药物,其主要包括血管活性药物、高渗溶液、酸碱度过大或过小的药物等。

2. **发疱类药物**（vesicant medication） 是指药物从血管通道进入周围组织时,能引起水疱、组织脱落或坏死的一类药物,以化疗药物为主。

二、分级

2023年,国家卫生健康委员会颁布了《静脉治疗护理技术操作标准》（WS/T 433—2023）,在静脉治疗相关并发症处理原则中提到了药物渗出与药物外渗的处理原则,但没有关于药物渗漏分级的标准。目前,我国主要参考美国静脉输液护理学会的渗漏分级标准,即将渗漏分为0~4级,主要以皮肤颜色、皮肤温度、水肿范围、疼痛程度、循环情况来进行综合评判,各级别及具体临床表现详见表4-1。除此之外,发生渗漏时,可能出现轻则疼痛、重则全层皮肤损伤的各类临床表现。渗漏发生的严重程度与各类药物的使用有一定关系,了解患者正在输注的药物类型,对预防渗漏能起到一定指导作用（表4-2）。欧洲肿瘤护理学会（European Oncology Nursing Society, EONS）将抗肿瘤药物即化疗药物的外渗分为三类,主要以输液部位损伤程度来进行综合评定,分为渗漏反应前综合征、Ⅰ型、Ⅱ型,各分型及临床表现详见表4-3。

表4-1　渗漏分级及各级临床表现

级别	临床表现
0级	无症状
1级	皮肤发白;水肿范围最大直径小于2.5cm;皮肤发凉;伴或不伴疼痛
2级	皮肤发白;水肿范围最大直径在2.5cm~15cm之间;皮肤发凉;伴或不伴疼痛
3级	皮肤发白;水肿范围最大直径大于15cm;皮肤发凉;轻度至中度疼痛,可伴麻木感
4级	皮肤发白,半透明状,皮肤紧绷,有液体渗出,皮肤变色,淤青,肿胀;水肿范围最大直径大于15cm,可呈凹陷性水肿;循环障碍;中度到重度疼痛;任何容量的血液制品、刺激性或腐蚀性药液渗出都属于4级渗漏

表4-2　各类药物渗漏后临床表现

引起渗漏的相关药物	渗漏后临床表现
纤溶剂	红斑
抗血小板药物	局部出血倾向
血管舒张药物	刺痛/烧灼感

续表

引起渗漏的相关药物	渗漏后临床表现
激素类药物	局部起疱
类固醇药物	斑点状阴影 / 皮肤变暗
利尿剂	硬化
抗组胺药物	溃疡（通常 1~2 周后才明显损伤）
钙剂	红肿 / 皮肤坏死 / 硬结

表 4-3　抗肿瘤药物渗漏分型

分型	临床表现
渗漏反应前综合征	局部柔韧性和敏感度发生不同程度的改变
Ⅰ型	输液部位僵硬、肿胀
Ⅱ型	输液部位出现软组织损伤

注：软组织是指人体的皮肤、皮下组织、肌肉、肌腱、韧带、神经、血管组织。

第二节　输液渗漏的管理

一、管理模式

（一）医疗失效模式与效应分析

医疗失效模式与效应分析，是通过对失效问题的严重程度、发生率、潜在影响等进行系统评估，辨别存在的患者安全风险，预先建立相关预防措施，改善工作流程，以预防不良事件的发生，提高安全指数的一种结构化的系统安全管理工具，是一种前瞻性、预见式的风险管理工具。临床上可以通过失效分析找出静脉输液存在的潜在问题，提供可采取的可行对策，将流程优化，让整个流程更加完善，更加安全。

（二）根因分析法

根因分析法（root cause analysis，RCA），是一种系统性、回顾性的不良事件分析方法，同时也是一种结构化的问题处理框架，它不仅关注导致不良事件的直接诱因，更注重从系统层面展开全面探讨，识别潜在的结构性缺陷或流程漏洞，从而采取针对性的整改措施，从根本上预防类似问题的再次发生，提升系统的整体稳定性和可靠性。在输液渗漏的根因分析中，管理者不能仅停留在对表面问题的分析(如护士个人层面问题),而应深入挖掘事件背后的系统性问题(如无预防输液渗漏相关培训),通过系统化的分析和改进,优化输液流程,完善培训机制,强化风险意识,从而有效降低输液渗漏的发生率。

(三)结构 - 过程 - 结果理论

结构 - 过程 - 结果(structure-process-outcome, SPO)理论是美国管理专家Donabedian 在 1966 年提出的管理理论,该理论认为质量可以从结构(structure)、过程(process)和结果(outcome)三个方面来评价,且这三个方面互相影响,并非独立存在。结果不是独立产生的,而是由结构质量和过程质量综合产生的。对于输液渗漏的风险管理来讲,首先要重视结构指标,即配置足够的护理人力资源和高效先进的设施设备,促进护士高质量地完成每一次静脉输液;其次要关注过程指标,如输液前的充分评估,输液中的健康教育、穿刺皮肤观察等;最后关注结果指标,如是否出现静脉炎、静脉渗漏等。

(四)灾害风险管理原则

灾害风险管理原则是指有计划、有逻辑、有系统地寻找、识别、管理风险,最大限度地减少风险事件带来的危害或影响。该原则的重点是对风险发生概率的系列分析和管理,如避免、降低风险发生的可能性等。该原则目前常采用以下公式表述,即风险(risk)= 风险因子(hazard)× 暴露(exposure)× 脆弱性(vulnerability)/ 能力(capacity)。该原则通常运用在灾害管理当中,将灾害护理与临床护理管理结合,是一种创新与学科融合,在护理管理工作中,除了保持常规工作的进行,同时更加需要管理者保持对风险事件和风险环节的敏锐度。避免风险事件的发生,主要在于减少风险因素、暴露机会、脆弱性,同时提高护理集体和个体的能力。在输液渗漏风险管理当中,管理者应当识别脆弱人群,如哪些护士技能相对欠缺,容易发生静脉输液渗漏,哪些患者因疾病和其他特殊情况,容易发生静脉输液渗漏。同时,科室应当加强针对性培训,提高自身能力,如提高护士的静脉治疗技术,加强对患者的健康教育,提高患者对静脉输液维护的相关知识储备。

(五)基于循证护理的风险管理模式

1. **定义** 循证护理(evidence-based nursing, EBN):是一种将临床实践与科学研究相结合的护理模式,强调在临床护理过程中使用高质量的最佳循证证据,结合护士的专业技能,围绕患者的真实需求,精准地为患者及其家庭提供高质量的护理服务。基于循证护理的风险管理模式可以帮助护理团队通过对最佳证据的科学实践,全面识别、评估和预防护理过程中的潜在风险,从而提高护理安全性和患者满意度。

2. **模式构建**

(1)小组成立:为有效管理静脉输液渗漏风险,基于循证护理理念,成立静脉输液渗漏风险管理小组,并赋予其循证护理职能。该小组的主要职责包括开展循证护理培训、推动静脉输液渗漏风险管理模式的循证实践。培训内容包括静脉输液相关最新研究进展、循证护理的基本方法学等。通过系统化的培训与实践,达到降低输液渗漏发生率的目的。

(2)问题提出:依据 PICOS 原则,围绕输液渗漏提出循证问题,护士需要与利益相关者(如医师、药师、患者及家属)进行充分交流,深入了解发生输液渗漏的原因及可能存在的风险,从而确保问题的提出具有全面性和针对性。

(3)文献检索:系统全面的检索资源,包括但不限于万方数据库、知网数据库、PubMed、Cochrane Library、Web of Science 等,文献检索需按照"6S 证据资源金字塔模型"来进行层层检索,该模型将研究证据分为六个层次:临床决策支持系统(systems)、证据总结(summaries)、系统评价摘要(synopses of syntheses)、系统评价 /Meta 分析(syntheses)、原始研究(studies)。检索时从顶层向下进行,优先选择高级别证据,以高效获取高质量证据支持临床决策。

(4)证据评价:选择合适的工具对核心研究或证据的质量进行科学评估,常用的工具包括:GRADE 系统(grading of recommendations, assessment, development and evaluation)、JBI 证据预分级系统(joanna briggs institute evidence pre-grading system)等,这些工具能够从不同维度对证据的可靠性、适用性和质量高低进行评价,从而为临床决策提供有力支持。

(5)模型实践:基于科学的循证实践模型或者理论,如渥太华研究应用模型(Ottawa model of research use)、PARIHS 促进研究应用模式(promoting action on research implementation in health services framework)、约翰霍普金斯护理循证实践模型(Johns Hopkins nursing evidence-based practice model and guidelines)、JBI 循证卫生保健模式(the JBI model of evidence-based healthcare)等,建立基于循证的静脉输液风险管理模式,该模式由静脉输液渗漏风险管理小组主导,通过系统的培训与实践,确保循证理念与方法在临床护理中的有效应用,从而提升静脉输液风险管理的科学性和实效性。

二、管理流程

输液渗漏的管理流程(图 4-1),实际上不仅强调静脉输液发生渗漏后的上报和处置流程,更重要的是强调输液前的风险评估与预防、输液中的巡视与观察,换而言之,输液渗漏的管理重在预防。临床上,可以选择不同的理论框架来指导静脉输液渗漏处理与管理,如预见性护理等。

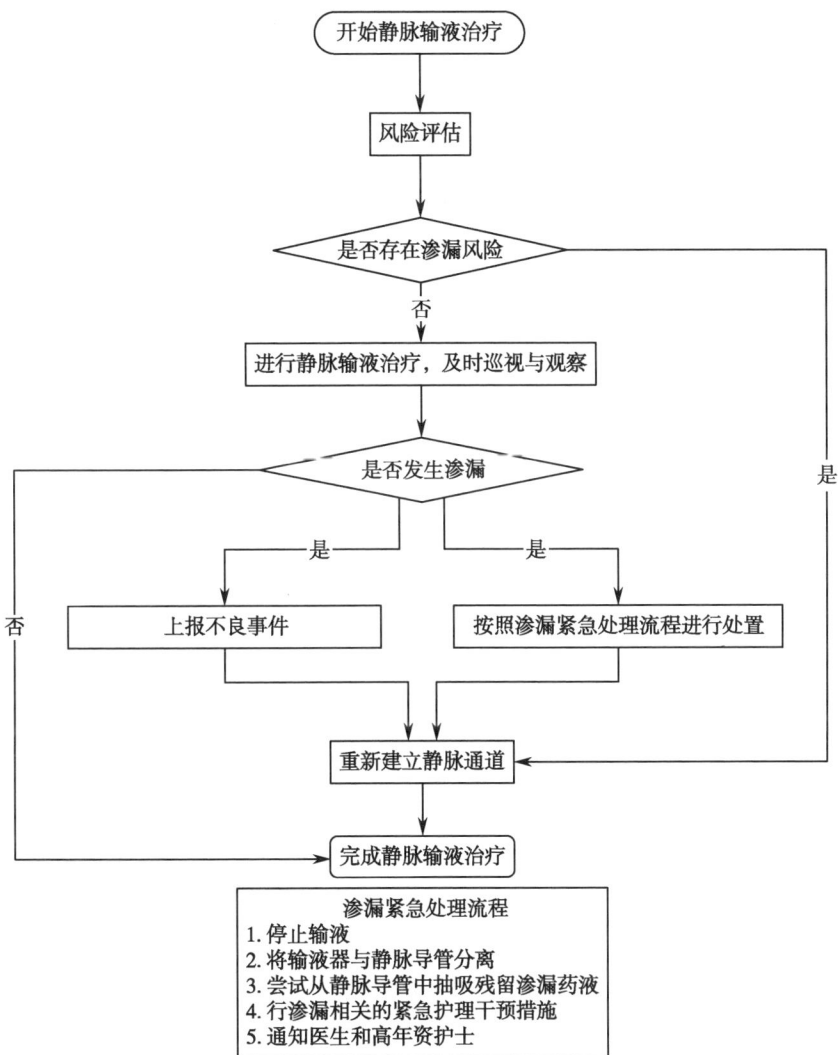

图 4-1　输液渗漏管理流程

第三节　输液渗漏的评估

一项关于我国静脉输液渗漏处理研究的文献计量学分析结果显示，就研究对象的年龄分布而言，儿科患者占比最高，为 48.25%；就研究对象的疾病分布而言，肿瘤患者占比最高，为 90.70%；就渗漏药物种类而言，化疗药物占比最高，其次为血管活性药物、高浓度电解质药物、高营养液、甘露醇、抗生素；就渗漏输液途径而言,外周静脉通路占比最高,为94.01%。因此,对于渗漏的预防而言,加强对渗漏高风险人群、疾病、药物种类、输液途径的评估,可以有效减少渗漏的发生。

为了避免输液渗漏相关并发症的发生,我国《静脉治疗护理技术操作标准》中明确提出实施输液操作前的评估,包括患者的年龄、病情、静脉治疗方案、药物性质等,选择合适的输注途径和静脉治疗工具。美国《输液治疗实践标准》中也针对渗漏的预防标准,提出临床医护人员应在每次输液前,对外周和中心静脉血管通路穿刺部位的渗出和外渗症状和/或体征进行评估;对患者和/或照护人员进行有关渗出/外渗的相关知识、护理干预措施和随访等内容的教育,及时识别渗漏风险因素,并对风险进行全面评估,预防渗漏的发生,保证患者静脉治疗安全。

一、高危人群

(一)新生儿

新生儿皮肤菲薄,血管壁的内皮细胞不成熟,对于局部刺激的防御功能较差,在接受药物治疗时较容易发生输液渗漏。

(二)婴幼儿

婴幼儿血管短,且不直,穿刺难度大,患儿在外周静脉留置针穿刺时常哭闹、不配合,加之患儿家属的紧张焦虑情绪,一定程度上给护士增加了心理压力,降低了"一针见血"的穿刺成功率,反复穿刺易造成血管损伤。在输液过程中,因婴幼儿好动、易出汗等特点,留置针的规范固定难度大,易发生渗漏。如果发生渗漏,患儿又难以及时且准确地表达疼痛感受,渗漏容易被忽视,所以婴幼儿相关的输液渗漏概率要高于成人,程度要重于成人。

(三)老年人

老年人由于生理、心理、行为功能减退、痛感减低、皮肤松弛、静脉脆弱,易发生输液渗漏。

(四)沟通无效的患者

此类患者主要包括接受麻醉的患者,使用镇静剂或处于昏迷状态的患者,此类患者由于烦躁、感觉和知觉障碍,容易发生渗漏。

(五)重症患者

此类患者由于微循环受损、血管通透性增加,容易发生渗漏。

二、风险因素

输液渗漏对患者机体的损伤是多方面的:一是血管损伤,体液及细胞漏出,引起血管周边结缔组织增生,导致血管管壁增厚和变硬,管腔缩小或堵塞。二是局部组织的损伤和肿胀,轻则引起酸、麻、胀、痛等刺激性症状,重则由于炎症介质的作用及药物的毒性作用(如细胞毒性药),造成局部组织坏死,如处置不当还可能造成相关关节僵直、功能障碍。三是骨筋膜隔室综合征,由于输液渗漏量过多,超过自身皮肤的扩张代偿能力,导致皮下组织的压力增高,骨筋膜隔室被压迫,血液循环不畅,造成神经、肌肉组织缺血、缺氧,局部酸性代谢产物堆积,毛细血管通透性增加,大量渗出液进入骨筋膜隔室,使其压力进一步增高,造成了缺血-水肿-缺血的恶性循环,最终造成肢体感觉、运动功能障碍,出现"5P"症状,即疼痛(pain)、苍白(pallor)、麻痹(paralysis)、脉搏消失(pulseless)、感觉异常(paraesthesia)。因此,查找造成输液渗漏损伤的直接原因和根本原因,加强对输液渗漏损伤的预防尤为重要。

输液渗漏的发生除了与患者的年龄、疾病的严重程度、患者的血管情况等原因有关外,还与护士的责任心、经验、专科技术有关,如输液前是否能准确评估血管通路情况,输液中是否及时巡视和观察输液部位等。

（一）患者相关因素

1. **年龄情况** 血管、皮肤和皮下组织随着年龄的增长而变化,相比于一般成年患者,老年人、儿童以及新生儿的血管较细且脆弱,发生渗漏的风险较高,尤其是新生儿,因其血管通透性高,血管细小,表皮角化层较薄,表皮与真皮之间基底膜的结缔组织和弹力纤维发育不良,皮肤屏障作用弱,发生输液渗漏后易导致皮肤损害。年幼的患儿因其生理发展特殊,好动是一个主要的特点,这会影响输液管道的固定和在血管内的留存,同时,患儿在进行静脉留置针穿刺时容易躁动不安,会降低一次性穿刺成功率,出现反复穿刺的情况,从而损伤血管,亦会增加发生渗漏的风险。老年患者,由于其血管存在硬化(生理功能发生退行性变化),可能会导致其脆性较大,从而在输液过程中容易出现输液渗漏。

2. **疾病情况** 处于感染状态;精神或认知改变(如情绪激动、神志不清、镇静);患有引起血管变化或血液循环受损的疾病(如糖尿病、淋巴水肿、系统性红斑狼疮、雷诺病、周围神经病、外周血管疾病);与肥胖相关,且有过多次静脉输液穿刺史的患者。

3. **血管情况** 较多研究表明,静脉输液穿刺成功率受多种因素影响,其中患者的血管条件是最重要的因素,护士在穿刺前应全面评估穿刺部位,评估血管周围相关组织,查看患者皮下组织是否疏松、有无神经相伴、有无水肿等情况,以提高留置针置入的成功率。护士在选择穿刺血管时,应当充分考虑解剖位置和患者年龄,协助选择最优的血管进行穿刺。对于1岁以下的婴儿,由于皮下脂肪较少,静脉血管较为表浅,血液可以由侧支进行循环回流,所以处于这个年龄段的患儿,如果四肢血管充盈程度不佳,可选用头皮静脉进行穿刺。头皮静脉中,额正中静脉固定且相对表浅,血管较粗,穿刺相对容易,但易发生渗漏;眶上静脉表浅且清楚,输液时不易发生渗漏,因此,儿科护士应根据静脉的结构特点,熟练掌握静脉输液技术。使用长度不足以留置导管的深静脉,容易发生输液渗漏;选择弯曲、细小的血管,亦容易发生输液渗漏。相比于成人患者,儿科患者的血管情况更为复杂,一般情况下,应选择粗、直、弹性好的血管,避免选择弯曲、细小的血管,输液部位遵循从远心端开始,左右交替使用的原则。值得注意的是,在临床实践过程中,每名穿刺者穿刺的次数不应超过 2 次,总尝试次数不得超过 4 次。但对于儿科患者来说,粗、直、弹性好的血管往往较少,为了保证一次性穿刺成功率,减少护患矛盾,护士往往会选择明显但细小的血管,在输液过程中这可能会导致渗漏风险增加。我国《儿童静脉输液治疗临床实践循证指南》针对不同儿科患者,明确制定了不同年龄段儿童静脉输液装置的临床使用指征和适宜性,见表4-4。

表 4-4   不同年龄段儿童静脉输液装置的临床使用指征和适宜性

装置	临床指征	儿科人群	适宜推荐	不确定	不适宜
外周静脉短导管	非困难静脉穿刺或紧急状况	新生儿	前臂、手、足、头皮	肘前	
		婴儿	前臂、手、足	肘前、头皮	
		儿童和青少年	前臂、手	肘前	头皮、足
	困难静脉	新生儿	前臂、手、足、头皮、肘前		
		婴儿	前臂、手、足、肘前	头皮	
		儿童和青少年	前臂、手、肘前	头皮、足	
	紧急情况	新生儿	前臂、手、足、头皮、肘前		
		婴儿	前臂、手、足、头皮、肘前		
		儿童和青少年	前臂、手、足、肘前		头皮
经外周静脉中心静脉导管	—	新生儿	静脉:贵要静脉、肱静脉、头静脉、大隐静脉、腋静脉、大腿中部股静脉 位置:肘前静脉以上		肘前静脉

续表

装置	临床指征	儿科人群	适宜推荐	不确定	不适宜
经外周静脉中心静脉导管		婴儿	静脉：贵要静脉、肱静脉、头静脉、大隐静脉、腋静脉 位置：肘前静脉以上	大腿中部股静脉	肘前静脉
		儿童和青少年	静脉：贵要静脉、肱静脉、头静脉 位置：肘前静脉以上	静脉：大隐静脉、腋静脉 位置：在肘前静脉	
非隧道式中心静脉装置	非紧急状况	新生儿和婴儿	股静脉、颈内静脉		
		儿童和青少年	颈内静脉	股静脉、锁骨下静脉	

（二）操作相关因素

1. **输液装置**　医务人员过度依赖输液装置或者输液仪器（输液泵、推注泵等），是发生输液渗漏的操作风险因素。以输液泵为例，输液泵是静脉输液常用的辅助医疗设备，它通过精准地控制输液速度、输液量，使得输液过程安全可控。目前，输液泵的使用在妇产儿童医院各科室，特别是儿科，已经普遍运用，但值得注意的是，输液泵在临床上规模化的应用，也带来了一定风险。2021 年《国家医疗器械不良事件监测年度报告》数据显示，输注类医疗器械不良事件报告数量高达 49.85%，如设备故障、操作不当等因素，容易造成输液泵相关不良事件发生，其中就包括输液渗漏，特别是在静脉输液过程中如果发生渗漏，输液泵一般无法正确识别并报警，加之医务人员对机器的过度信赖和依赖，容易造成不良结局，所以在使用输液泵或者推注泵等相关输液装置时，护士仍需常规巡视。

2. **固定手法**　静脉输液装置固定手法不规范，如敷贴或者辅助固定装置覆盖穿刺部位、固定不恰当导致血液循环受阻等。相比于成人，在儿科，固定手法的规范与否，尤其是外周静脉留置针的固定规范与否，受到多重因素的综合影响，如患儿的生理因素（多动、爱出汗等），家属担心留置针脱落的焦虑情绪和留置针固定的知识缺乏等。所以，在实践标准化固定的同时，应当加强与患者家属沟通,加强固定相关健康教育,告知其规范固定的重要性。

3. **人员培训**　相关研究表明,我国护士对儿科静脉治疗相关专科知识掌握欠佳,主要存在的问题包括各类导管维护、有效预防感染、儿科静脉输液渗漏的预防及处理、疼痛管理四个方面,其中知识掌握程度最低的三个具体内容依次是:外周静脉穿刺皮肤消毒剂选择的相关知识、静脉输液前评估固定留置针敷料的频率、预防及处理患者疼痛的有效措施。这表明我国儿科护士静脉治疗相关知识的储备,仍然停留在静脉输液治疗的基本层面,护理管理者和教育者应当加强静脉输液专科知识培训。护士如果缺乏静脉治疗相关专科知识与技能,容易造成多次穿刺失败,损伤血管,或者血管选择不当,影响静脉治疗的进程等。静脉治疗作为护士专业技术之一,也是最常见的护理操作之一,应当作为重点培训及考核内容。建议从医院层面,加大静脉治疗专科护士培养,建立院级静脉治疗团队,由取得静脉治疗专科护士证书的高年资护士担任组员,对全院进行周期性培训、考核、指南解读,更重要的是,静脉治疗团队成员可以完成全院静脉治疗护理会诊,对导管维护和紧急处理进行指导,保证静脉治疗安全。就儿科而言,各医院可以基于《儿童静脉输液治疗临床实践循证指南》中的建议,在儿童专科医院建立儿科静脉治疗团队;在有儿科的综合性医院发挥儿科护士在静脉治疗团队中的重要作用,当综合医院儿科规模达到 100 张床位时,也可考虑单独建立儿科静脉治疗团队。

(三)药物风险因素

1. **发疱类药物**　发疱类药物的注射时间或输注时间过长。

2. **刺激性药物**　改变疼痛感(如麻醉剂)或抑制炎症反应(如类固醇)药物;通过外周导管进行抗生素和皮质类固醇输液。

三、风险评估

(一)pH

研究表明,特殊药物刺激静脉内皮和血管内壁,会一定程度上增加静脉破裂的风险,让溶液渗漏到周围组织。为减少对静脉的刺激,在进行静脉输液治疗时,输注溶液应接近生理 pH(7.35~7.40)。极端的 pH(碱性和酸性,强酸性是指 pH<4,强碱性是指 pH>9)会破坏血管细胞蛋白质,造成细胞死亡,导致静脉内皮损坏,并使其容易破裂,从而发生渗漏。当 pH<4.1 时,静脉内膜可出现严重的组织学改变,发生静脉炎;当 pH>8 或 <6 时静脉炎增多;一般来讲,静脉输注的药液,其 pH 建议介于 5~9。常见注射剂的 pH 见表 4-5。

表4-5 常见注射剂的pH

药物名称	pH	药物名称	pH
注射用奥美拉唑	10.3~11.3	硫酸镁注射液	5.0~7.0
维生素C	5.0~7.0	甲硝唑注射液	4.5~7.0
氨茶碱注射液	9.6	硝酸甘油注射液	3.0~6.5
注射用头孢曲松钠	6.0~8.0	维生素B_6注射液	2.5~4.0
肝素钠	5.5~8.5	盐酸肾上腺素注射液	2.5~5.0
人血白蛋白	6.4~7.4	氯化钾注射液	5.0~7.0

从表4-5中可以看出,一些通常认为较普通的药物,实际上pH较低,如维生素B_6,在儿科常用于呕吐患儿的辅助治疗,但其pH在2.5~4.0,是容易造成静脉内膜出现组织学改变的一类药物,在输注过程前应充分评估静脉通路,避免渗漏;注射用奥美拉唑,是质子泵抑制剂,主要用于消化性溃疡、应激状态下并发的急性胃黏膜损害、非甾体抗炎药引起的急性胃黏膜损伤等消化道疾病,其机制是通过对壁细胞质子泵的特异性作用,从而降低胃酸分泌,在妇科尤其妇科肿瘤放化疗科室使用率高,应当注意预防渗漏。

(二)渗透压

除pH外,渗透压也可以影响组织损伤程度,为减少对静脉的刺激,在进行静脉输液治疗时,输注药液渗透压应接近生理渗透压(281~310mOsm/L),低渗溶液渗透压<250mOsm/L,高渗溶液渗透压>375mOsm/L,渗透压力越高,对静脉的刺激性就越大。根据渗透压的不同,渗透风险可分为低危风险(渗透压力<400mOsm/L)、中危风险(渗透压力400~600mOsm/L)和高危风险(渗透压力>600mOsm/L)。高渗液体一旦发生渗漏,液体从细胞内部到细胞间质,导致局部肿胀和压力增加,发生组织损伤。相关指南建议,凡输注药物其渗透压大于900mOsm/L,则不宜使用外周静脉通路,如丙氨酰谷氨酰胺注射液,其渗透压高达921mOsm/L。高渗溶液可以使细胞收缩和内部结构瓦解,而低渗溶液可以使细胞膨胀从而导致破裂。当然,除渗漏的风险外,高渗透压的药物也容易引起静脉炎,渗透压越高,发生静脉炎的风险越大,渗透压>600mOsm/L的药物可在24h内造成化学性静脉炎,如复方氨基酸18AA-Ⅱ、复方氨基酸20AA,渗透压均>800mOsm/L。值得注意的是,在输入高渗溶液时,不宜采用直径≤3mm的血管。

四、其他评估

由于各类综合性因素的影响,儿童发生输液渗漏的概率较成人高,据相关文献报道,儿科护理不良事件发生例数最多的前三项是输液渗漏、给药错误、跌倒坠床,其中输液渗漏发生率最高为40.51%,可见,预防儿童输液渗漏对于提高儿童静脉治疗安全至关重要。对于儿科患者而言,常见的渗漏高风险药物种类主要包括血管活性药物、高渗透性药物、化疗药物等。

(一)血管活性药物

血管活性类药物在儿科尤其是危急重症中的使用较为广泛,当使用这些药物的时候,应尤其警惕多巴胺、去甲肾上腺素、肾上腺素渗漏导致的皮肤组织坏死。

1. **多巴胺** 是 α、β 肾上腺素受体和多巴胺受体激动剂,有增强心肌收缩力,使外周血管收缩,并扩张肾脏等重要脏器的血管,从而达到增加重要脏器血流灌注和抗休克作用,是儿科心力衰竭、休克等患者抢救时的常用药物,尤其新生儿科使用频率较高,它是危重新生儿及早产儿心力衰竭、心肌损害、休克、窒息、吸入性肺炎、新生儿缺氧缺血性脑病等多种新生儿疾病的常用治疗药物之一。它的药物特点是 pH 低,对血管壁刺激性强,一旦泵入时间过长,易导致静脉渗漏,出现穿刺局部皮肤坏死,因此,在使用多巴胺时,在有条件的情况下,应使用中心静脉导管完成治疗,若无中心静脉导管,则建议建立 2 条血管情况较好的静脉通路,每 2h 更换通道,交替使用,给予血管充分休息,促进其自我修复,同时缩短多巴胺长期刺激内皮细胞的时间,减少损伤血管的机会,达到避免渗漏的目的。

2. **去甲肾上腺素** 是一种强烈收缩血管药物和正性肌力药物,在儿科用于抢救各种原因引起的休克,尤其是血容量不足引起的急性低血压和周围血管扩张所引起的休克,该药刺激性强,输液渗漏可造成不同程度的组织损伤。轻者造成轻度的组织损伤,如局部渗出区域的皮肤出现红、肿及轻中度疼痛,严重者可引起局部组织坏死、功能障碍,使用过程中应加强对穿刺部位的观察。

3. **盐酸肾上腺素** 盐酸肾上腺素是一种抗休克的血管活性药,用于心搏骤停的抢救和过敏性休克的抢救,也可用于其他过敏性疾病(如支气管哮喘、荨麻疹)的治疗。因其收缩血管的强力作用,有局部止血作用,也常常用于儿童鼻腔出血的填塞用药,在使用过程中,儿科患者注意稀释使用,避免引起渗漏或者局部缺血坏死。

(二)高渗透性药物

1. 血液制品

(1)注射用人免疫球蛋白(human immunoglobulin for intravenous injection, IVIG):是儿科十分常见的需要静脉输注的血液制品,是治疗原发性免疫球蛋白缺乏症、原发免疫性血小板减少症、继发性免疫球蛋白缺乏症(如新生儿脓毒症)、自身免疫性疾病的有效药物。但由于其 pH 较低,对血管刺激作用强,输液渗漏风险较高,需要护士警惕。

（2）成分血:医院常用的血液制品有血浆、红细胞、血小板等。贫血是临床常见的症状之一,输注血液制品是重要的救治措施。尤其对于早产儿贫血,如不及时纠正,会对其智力、体质及免疫功能均有影响,严重时甚至危及生命。早产儿皮肤菲薄、血管细小,外周静脉输血容易发生渗漏,而任何血液制品的渗漏不管范围大小,一旦发生都属于4级渗漏,容易造成坏死,属于严重的不良事件。

2. 高渗性药品

（1）20%甘露醇:是临床上较容易发生输液渗漏而导致不良结局的药物。20%甘露醇是治疗脑水肿、降低颅内压的常用药、首选药。该药物的使用有高浓度、高速度、高频次的特点,一般情况下,使用甘露醇时,需要在患儿可以承受的范围内以最快速度输入血管,且基于患儿疾病,每日输注次数不同（如q.8h.),易对局部静脉及周围组织造成刺激,容易发生输液渗漏。

（2）脂肪乳:是一种静脉营养药物,广泛应用于各类重症患者的静脉营养治疗当中,提供患者生理所需的能量和必需脂肪酸。但由于一部分特殊患者血管壁脆性较大或者皮下脂肪较菲薄,加之脂肪乳通常需要长时间持续输注,因此容易发生输液渗漏。其渗漏原理是脂肪乳外渗形成的脂肪小滴,造成局部毛细血管或组织栓塞,血液循环受阻,造成神经、肌肉组织缺血、缺氧,从而使局部酸性代谢产物堆积,毛细血管通透性增加导致大量液体渗出。

（3）复方氨基酸:是一种由多种氨基酸配制而成的灭菌水溶液,pH在5.5~6.5,可以为特殊患者提供肠外营养,适用于不能口服或经肠道补给营养的患者,尤其适用于中重度分解代谢障碍的患者。但是因复方氨基酸为高渗溶液,从周围静脉输注或者输注速度过快,有可能导致血栓性静脉炎、注射部位疼痛或者渗漏。

（4）脂肪乳氨基酸（17）葡萄糖（11%）注射液:是一种由葡萄糖、氨基酸、脂肪乳混合的肠外营养液,该产品推荐输注时间较长,一般为12~24h。相比脂肪乳和复方氨基酸,该制剂发生输液渗漏的风险较高。同样,外周静脉输注时更加应当警惕,在长时间输注的情况下,注意观察输液部位和患者穿刺部位的疼痛感受,定期更换输液部位,预防渗漏。

3. 血管刺激性药物

（1）10%葡萄糖酸钙注射液:是儿科主要治疗急性低血钙所致的抽搐、镁离子中毒以及心肺复苏时使用的重要药物。10%的葡萄糖酸钙注射液为含阳离子的高渗溶液,一旦发生输液渗漏,细胞内外的渗透压平衡容易遭到破坏,导致内外液失衡而出现细胞死亡,穿刺部位局部会出现不同程度的皮肤发红、皮疹和疼痛，并随后出现组织坏死。有相关研究结果表明，输注10%葡萄糖酸钙注射液发生渗漏后，症状表现为皮肤发红的占比为65%，皮肤肿胀或水肿的占比为48%，皮肤坏死的占比为47%，皮肤硬结的占比为33%，黄白色斑块或丘疹的占比为33%，有大约50%的患者需要手术，13%的患者需要植皮。值得注意的是，有的患者在输液时，可能并没有立即出现肉眼可见的渗漏，但在输注数天之后能看见皮下有钙盐沉积的现象。国外相关研究表明，钙盐沉积的时间为药液渗漏后2h至24d不等，平均出现时间为13d，但也有国内相关研究表明，皮肤组织出现局部坏死的时间为药液渗漏后的2~24h。所以，临床上在使用10%葡萄糖酸钙注射液时，应当先进行冲管和回抽血液，确定管路通畅、安全之后，才可以使用。

（2）10%氯化钾注射液：是临床上纠正低钾血症的常用药物。钾离子对血管刺激性较大，尤其是高浓度氯化钾进入静脉后，通常不能被人体血液迅速稀释，使局部钾离子浓度显著升高导致血管收缩痉挛，静脉壁缺血、缺氧导致其通透性增加，随之发生药物渗漏。尤其是在微量泵和推注泵广泛应用于静脉补液中后，护士应当更加重视患者对输液部位疼痛的主诉，对不能表达疼痛的婴幼儿，应当充分暴露穿刺部位，加强巡视。

（3）造影剂：是放射科常用的化学制剂，在进行影像学检查时将造影剂快速注入人体组织或器官，以达到增强影像观察效果的作用。现阶段大多医疗机构采用高压注射器将造影剂注射入患者血管内，但注射速度、血管情况、患者配合度等综合因素，均可能导致造影剂的渗漏，虽然有研究表明，造影剂渗漏的发生率仅为1%~2%，发生率低，但是一旦造影剂发生渗漏，就会造成局部组织充血肿胀，严重者会造成机体组织的坏死。

（三）化疗药物

化疗药物按刺激性大小可分为三类，即发疱剂（如长春新碱、阿霉素、柔红霉素等），刺激性药物（如环磷酰胺、紫杉醇、顺铂等），弱刺激性药物（如氨甲蝶呤、阿糖胞苷等）。这三类化疗药物中，以发疱剂的渗漏导致的后果最为严重，可导致组织坏死。

1. **蒽环类药物**　常见的蒽环类药物有柔红霉素、阿霉素、米托蒽醌、卡柔比星等，即使医学界不断涌现出如靶向治疗、免疫治疗等新型疗法，蒽环类药物仍然是很多实体肿瘤和血液系统恶性肿瘤治疗的基础性药物。蒽环类药物是一类来源于波赛链霉菌青灰变种的化疗药物，药物制剂pH低，通常具有较为强烈的刺激性，外渗后可与正常组织细胞的DNA结合，抑制细胞的复制、转录，并可形成DNA-蒽环类药物复合物，其从坏死细胞释放后又可被活细胞摄取，造成活细胞死亡，引起慢性溃疡，从而发生外周静脉炎、局部组织溃疡和坏死。柔红霉素（daunorubicin, DNR）是一种含甘露醇的冻干橘红色粉剂，当其发生输液渗漏,药物渗透入皮下间隙,导致细胞内外渗透压平衡遭到破坏,使组织局部 pH 改变,导致静脉或毛细血管痉挛,局部供血减少,使组织缺血、缺氧,局部出现水疱,形成硬结和溃疡。

2. **植物碱类药物**　常见的植物碱类药物有长春新碱、长春花碱、长春地辛等。其中,长春新碱(vincristine,VCR)是一种从长春花中提取的生物碱,临床上常用于治疗急性淋巴细胞白血病、霍奇金和非霍奇金淋巴瘤、肾母细胞瘤和神经母细胞瘤等多种癌症,植物碱类药物具有使细胞分裂(有丝分裂)在中期停止的作用。长春新碱因其属碱性药物,可使血管内压及血管通透性升高,导致药物容易从静脉薄弱处渗漏至皮下组织从而发生损伤,加之其渗透压为 610mOsm/L,对局部正常组织刺激性大,若发生渗液可引起组织坏死,有相关临床案例报道,化疗时应用长春新碱静脉推注后,即便没有液体外渗,但都有可能陆续发生皮肤红肿及溃烂的现象。

3. **其他**　阿糖胞苷(cytosine arabinoside,Ara-C)是一种胞苷类似物,目前已经被广泛应用于多种肿瘤的一线治疗。其中,临床上用于治疗急性髓系白血病的一种 "3+7" 方案,就是指 3d 蒽环类药物 +7d 阿糖胞苷联用。氨甲蝶呤(methotrexate,MTX),为抗叶酸制剂,是经典的抗代谢药物,其机制是抑制免疫炎症细胞增生及诱导凋亡,广泛应用于免疫系统疾病。这些化疗药物的渗漏均会造成皮肤组织不同程度的损伤甚至坏死。

第四节　输液渗漏的预防

一、一般预防

一般预防的指导原则是系统、仔细、规范、以证据为基础的静脉治疗管理。对有细胞毒性和刺激性药物的使用,护理管理人员应当实施针对性培训,从而减少渗漏风险,针对性的培训建议跨学科合作(如药学部),增加护士知识的深度和广度。需要护士在临床实践中注意的是,静脉输液渗漏导致组织损伤的程度,取决于药物类型、药物浓度、药物渗漏的位置、药物作用的时间等。一般预防的内容具体如下:一是熟悉静脉输液渗漏管理标准和指南,准备具有各科室专业特色的渗漏急救箱;二是定期检查渗漏急救箱,使之处于备用状态;三是评估患者的感觉变化,时刻注意患者疼痛或者不适的表达。

二、预防策略

(一)外周静脉导管的渗漏预防策略

1. **静脉穿刺位置的选择**　穿刺前注意评估患者或患儿有无营养不良、水肿、肥胖及特殊活动情况。营养不良、水肿、肥胖是导致渗漏的高危因素,需要密切观察。不建议将外周静脉导管置入在关节周围,其固定难度较大,活动受限,容易造成神经损伤,且一旦发疱类药物发生外渗,可引起肌腱损伤等严重情况发生;不建议在肘窝前植入导管,一旦发生渗漏,因其部位的隐蔽性而不易被及时发现;推荐使用手臂和手背静脉,容易保留和观察。静脉穿刺时需正确操作并保护血管,一般由远端到近端有计划地使用静脉。对血管活性药和渗透压高、刺激性强的药物及末梢循环差的患者,宜选择粗大血管,必要时施行中心静脉穿刺置入导管;对于患儿和意识障碍、病危、化疗的患者,尽量使用中心静脉导管。静脉穿刺时,尽量提高一次性穿刺成功率,避免在同一部位多次长时间输液,如持续输入血管活性药物时,应建立两条静脉通道,交替使用静脉输液通道,以防药物对血管的强力刺激引起血管损伤。输注过程中应尽量使患者处于安静休息状态,避免由于哭闹、剧烈活动等引起的回血、导管脱管等情况;如儿童患者有烦躁抵触情绪,可协助家属进行安抚,有相关研究表明,儿童医疗辅导(child life)往往是促进儿童理解和接受医疗治疗的有效手段。

2. **固定**　输液部位应妥善固定,使输液部位暴露良好利于观察,避免使用过多胶布、衣服、袜子等物品覆盖,如冬季应穿着宽松棉质保暖的衣服,便于观察。不建议使用不透明的纱布覆盖和固定导管(皮肤过敏除外);特别注意的是,应谨慎使用辅助固定装置(弹力绷带不属于辅助固定装置,留置针不推荐使用弹力绷带进行固定),减少胶布的非必要缠绕和使用。一般情况下,儿童外周静脉留置针的固定方法,普遍采用透明敷贴实行"非张力性放置 - 塑形 - 抚压"的固定手法,但儿科患者易哭闹、汗水多,产生的体液滞留在敷贴之下,容易影响其粘连性,而一旦敷贴不能较好地与皮肤粘贴,外周静脉留置针在进行静脉输液治疗的过程中就容易移位或者脱出,增加渗漏的风险。液体敷料(liquid dressing)是一种儿科常使用的新型湿性敷料,主要成分为丙烯酸盐共聚物、六甲基二硅醚、异辛烷、聚乙基苯甲基硅氧烷,对皮肤无伤害及刺激性。留置针穿刺成功后,将液体敷料涂抹在穿刺点周围皮肤表面,使其形成保护层,达到防水、防摩擦的作用,同时,还可以增加敷贴的黏性,减少辅助固定装置的使用,减少因辅助固定装置带来的不舒适感和医源性皮肤压伤。液体敷料一般情况下可温和且安全地粘贴在患儿皮肤上保持24~72h,进一步保证静脉输液治疗的顺利与安全。

3. **观察**　静脉导管在使用期间,如果护士、患者或者患者家属对该导管的安全性有疑问,建议重新评估,必要时需重新植入导管后再实施治疗,尤其是特殊治疗,如输血、输注高渗透压的药物等;给药期间,应注意穿刺部位周围是否有水肿、炎症和疼痛发生;应特别重视患者自身感受,即便专业静脉输液治疗人员评估导管是安全的,但患者自诉疼痛等不适时,应当引起专业静脉输液治疗人员的足够重视与警惕,谨慎使用该导管。同时,每一次输液前应告知患者或患者家属使用药物的作用和需注意的渗漏风险,对认知及依从性较差的患者或者患者家属可增加健康教育频次,细化内容,引导家属全程密切关注输液部位,发现异常及时通知主管护士。输注前、中、后均需评估输液部位及液体滴速等情况,输注过程中应按照"一看、二摸、三对照"评估输液部位,必要时请有经验的护士协助评估,保证早期静脉输液渗漏及时被发现,如有堵塞、红肿、渗漏等情况,应立即更换输液通道,敷贴卷边、出血应及时更换敷贴,保证导管固定的有效性。特别是危重、无法沟通的患者、滴注化疗药物或其他容易引起组织坏死的药物时,建议对输液管路进行床旁交接班。

4. 冲封管　给药前、后应检查血液回流情况,并使用生理盐水进行冲封管,确保在使用导管进行静脉治疗前该导管的通畅性和安全性。为了方便临床使用,提高工作效率,保证冲封管安全性,建议使用一次性预充式导管冲洗器完成该操作;尽量稀释刺激性药物,并以适当的速度完成输注或者注射。

(二)中心静脉导管的渗漏预防策略

输液前检查血液回流情况,确保导管位于中心静脉内;检查是否有任何局部不适或肿胀;输液后,务必使用足够剂量的生理盐水冲管,必要时使用 $0\sim10U/ml$ 的肝素液进行封管,保证导管的通畅。

1. 预见性护理(predictive nursing)在输液渗漏管理中的运用　预见性也叫超前性,通常是指对事物发展的预判和前瞻,而预见性护理是一种通过预测患者可能出现的问题,确定患者的护理要点,及早采取有效防治措施预防问题出现的护理模式,它要求护士具有较强的临床思维和批判性思维。预见性护理运用于预防输液渗漏的管理中,最关键的环节在于风险识别,主要包括高风险人群、高风险导管、高风险药物的识别,护士应当针对这三类主要风险,采取预见性护理措施,避免渗漏的发生。

高风险人群:特殊疾病及儿科患者、老年患者为主要风险人群,在给该类患者实施静脉输液时,应当警惕渗漏,加强巡视与评估。

高风险导管:置入在细小血管或关节处血管的导管风险较高,应加强观察。

高风险药物:高渗透压、高速度、高浓度的药物是高风险药物,应当选择中心静脉导管进行输注,并规范维护。

2. 皮下冲洗程序(subcutaneous wash-out procedure,SWOP)在化疗药物外渗中的运用

(1)化疗药物治疗血液系统肿瘤是医疗机构的一种常规程序。国外相关文献报道,使用化疗药物发生药物外渗的比例高达 6.5%,一旦发生需拔除导管,但组织中残留的化疗药物如果不及时且规范清除,则会造成组织坏死。有研究表明,在没有规范治疗的情况下,大约 1/3 的化疗药物外渗会导致溃疡,其中一些需要整形显微手术来覆盖软组织缺陷。

（2）皮下冲洗程序是一种治疗化疗性外渗损伤的微创、安全、有效的紧急治疗方法,在国外一些国家,会采用多学科联合的方式完成该程序,即血液肿瘤科和整形外科联合治疗。为了避免组织坏死和软组织缺陷,包括由于肌肉、肌腱和神经等结构的破坏而导致的四肢功能丧失,建议使用 SWOP 稀释化疗药物的排出物,以尽量降低组织坏死的风险。

第五节　输液渗漏患者的呈报

各级医院对于输液渗漏的呈报形式不同,大多数医院采用层层上报或者直接上报相关部门的形式,要求在一定时间内对发生的各类输液渗漏不良事件完成上报。

一、院外发生输液渗漏的呈报

院外发生输液渗漏的患者,入院后应及时填写"医疗安全不良事件或隐患报告表",在 24h 内通过网络或者邮箱等多种方式发送至科护士长,科护士长填写意见后上报护理部。呈报表中"简要病情及输液渗漏可能发生发展的危险因素"栏要求填写患者床号、登记号、姓名、性别、年龄、入院日期、诊断、高危因素等;入院时患者已发生输液渗漏,需说明输液渗漏的部位、范围、程度等。"护理措施"栏需写出拟采取的相关紧急治疗和护理措施。一旦排除高危因素或患者出院,须及时填写"结果"栏,并将填写完整的呈报表反馈给护理部。具体上报流程如图 4-2。

二、住院期间发生输液渗漏的呈报

患者在住院期间发生的任何输液渗漏,应填写"医疗安全不良事件或隐患报告表",按"医疗安全不良事件及隐患报告制度与报告程序"执行;患者在住院期间发生的 3 级及以上的输液渗漏,除按照要求上报不良事件以外,科室还需完成根因分析,针对根本原因制订整改措施,如修订流程、制度等,应对护士进行培训和考核;对整改的效果和修订后的流程及制度等的执行情况,护士长每月进行检查、大科和护理部每季度进行检查。

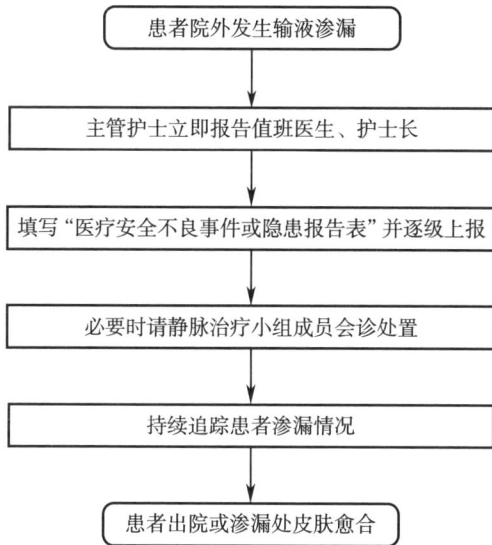

图 4-2　输液渗漏风险呈报流程

第六节　输液渗漏部位的测量及记录

一、相关概念

（一）水疱（blister）

水疱是皮肤或黏膜表面因炎症、损伤或液体渗出形成的局限性囊泡，内容物多为浆液、血液或脓液。

（二）静脉炎（phlebitis）

静脉炎是指静脉血管内发生的无菌性炎症。静脉炎分很多种，最常见的是血栓性静脉炎。此外，还有在治疗过程中形成的药物性静脉炎或机械性静脉炎，少数发生静脉炎者可有发热、白细胞总数升高等，通常有红、肿、痛、坏死表现。根据病变部位不同，静脉炎可分为浅静脉炎和深静脉炎，浅静脉炎经过治疗很快就可以痊愈，而深静脉炎则可能造成严重的不良后果，甚至有致命的危险。静脉炎如果治疗不及时，加之误治、外伤、热敷等，很容易形成溃疡和干性坏死。

1. **浅静脉炎**　一般指血栓性浅静脉炎，或输液后造成的化学性或感染性浅静脉炎。临床特点为沿浅静脉走行突然发生红肿、灼热、疼痛或压痛，沿血管出现条索样硬结，局部皮肤色素沉着，可能出现局部溃疡和继发性感染。

2. **深静脉炎** 与浅静脉炎症状相似,临床上表现为局部皮肤苍白继而出现水疱,严重者出现紫黑色。

3. **红** 是指炎性初期血流速度加快,局部红、热,炎性中期血流减慢或停止,血流黏稠度增加,红细胞沉积。

4. **肿** 是指炎性中期血管内皮损伤,通透性增加,渗出多,液体外渗周围组织,无法自行吸收。

5. **痛** 是指炎性物质刺激神经末梢。

6. **坏死** 是指局部组织缺乏血供,缺血使皮肤颜色异常苍白,由于浅静脉张力减低,所以皮肤在苍白的基础上也会出现潮红或青紫,代谢毒物沉积,表现为疼痛感、针刺感、麻木感、烧灼感等异常感觉。

二、评估要点

(一)肿胀情况

将患者置于相同的自主体位,调整体位充分暴露渗漏面,测量肿胀部位的面积。测量面积时均按照长:12 点(头)到 6 点(足趾)方向,宽:3 点到 9 点方向。

(二)水疱情况

查看输液渗漏面是否有水疱,如有水疱,则将患者置于相同的自主体位,调整体位至充分暴露水疱,测量水疱大小。

(三)硬化区域

查看输液渗漏面肿胀处张力情况,测量硬化区域的面积。

(四)皮肤温度

将输液渗漏面的皮肤与对侧皮肤进行对比,评估是否高于对侧皮肤温度。

(五)创面评估

面积评估:每次测量时将患者置于相同的自主体位,调整体位并充分暴露需要测量的部位,测量时不要拉扯创面的边缘。渗漏面出现发红、肿胀、水疱、坏死时,需要测量渗漏面的大小,局部张力情况。所有需要测量的面积均按照长:12 点(头)到 6 点(足趾)方向,宽:3 点到 9 点方向。

(六)疼痛评估

根据视觉模拟评分法或修订版 Wong-Baker 面部表情疼痛评估法进行评估。

三、分级

(一)按皮肤情况、水肿情况分级

输液渗漏根据皮肤情况及水肿情况分为 5 级,见表 4-1。

(二)按皮肤损害情况分级

输液渗漏根据其对皮肤的损害程度分为 3 期,见表 4-6。

表 4-6 输液渗漏对皮肤的损害分期

分期	皮肤损害
1 期	局部组织炎性反应期：局部皮肤红润、肿胀、发热、刺痛，无水疱和坏死
2 期	静脉炎性反应期：局部皮下组织出血或水疱形成，水疱破溃苍白形成浅表溃疡
3 期	组织坏死期：局部皮肤变性坏死，黑痂或深部溃烂，血管、神经外露或伴有感染

（三）按静脉炎情况分级

输液渗漏发生静脉炎时，根据静脉炎的颜色及长度进行分级。输液渗漏发生静脉炎分级量表见表 4-7，视觉输液静脉炎量表见表 4-8。

表 4-7 静脉炎分级量表

等级	临床标准
0 级	无症状
1 级	脓肿部位红斑，不一定疼痛
2 级	脓肿部位疼痛，有红斑和 / 或水肿
3 级	脓肿部位疼痛，有红斑，条状物形成，可触及静脉条索
4 级	脓肿部位疼痛，有红斑，条状物形成，可触及静脉条索长度 >2.5cm，脓性渗出物

表 4-8 视觉输液静脉炎量表

评分	临床表现
0 级	没有症状
1 级	出现以下一种症状：静脉输液部位轻微疼痛或静脉输液部位周围轻微发红
2 级	出现以下两种症状：静脉输液部位疼痛、硬化
3 级	所有以下症状均明显：沿着套管路径出现疼痛、硬化
4 级	出现以下所有症状且范围较大：沿着套管路径出现疼痛、红斑、硬化、可触及静脉条索
5 级	出现以下所有症状且范围较大：沿着套管路径出现疼痛、红斑、硬化、可触及静脉条索、发热

四、记录内容

发生输液渗漏时,记录渗漏发生部位,要求标注清楚,如左侧手背、左侧脚踝等。渗漏面的范围,要求按照长12点(头)到6点(足趾)方向,宽3点到9点方向进行测量,并记录。渗漏部位颜色情况,查看渗漏处的皮肤颜色是红润还是苍白,有无水疱发生,如有,需要测量并记录水疱的大小,渗漏部位边缘及周围情况,皮肤温度,有无疼痛等。

第七节 输液渗漏的治疗

一、常见药物

(一)高渗液

50% 葡萄糖、20% 甘露醇、脂肪乳剂、复方氨基酸等。

(二)血管收缩药

多巴胺、间羟胺、多巴酚丁胺、肾上腺素、去甲肾上腺素、垂体后叶素等。

(三)阳离子液

氯化钾、氯化钠、浓氯化钠、葡萄糖酸钙等。

(四)碱性溶液

碳酸氢钠、碳酸钙、阿昔洛韦、奥美拉唑等。

(五)化疗药物

阿霉素、顺铂、奥沙利铂、环磷酰胺、氟尿嘧啶、长春碱类、氮芥、丝裂霉素、柔红霉素等。

二、处理原则

(一)减少液体吸收

如发现药物渗漏,或输液部位出现发红、疼痛等反应,应立即停止正在输注的液体,使用空针回抽留置针内液体,将未吸收的液体尽量回抽出来。

(二)促进液体重吸收

对于已经渗漏的液体,采用抬高肢体的方式可促进渗漏液的吸收,可以采用硫酸镁、50% 葡萄糖、生理盐水等湿敷。

(三)使用拮抗剂

根据输注液体的性质选择合适的拮抗剂,主要是对抗渗漏药物的损伤效应,灭活药物,加速药物的排泄和吸收,是渗漏处理中见效最快、疗效最直接的一种方法,如血管活性药渗漏引起局部肿胀、苍白、缺血缺氧,可用酚妥拉明5~10mg 加生理盐水 20ml 做局部注射,以扩张血管改善局部血液循环,减轻局部缺氧,促进组织恢复。再如,透明质酸酶可用于长春碱、10% 葡萄糖、静脉营养液、钙或钾制剂、氨茶碱、造影剂、新青霉素渗漏的局部封闭;氮芥类化疗药渗漏可用硫代硫酸钠局部封闭等。

三、处理

（一）化疗药物渗漏的处理

1. 如发现药物渗漏应立即停止输液,或者患者主诉输液部位疼痛,即使没有渗漏的征象,也应立即停止输液。

2. 用 5ml 注射器缓慢回抽,尽可能抽吸出刚渗出的药液,使渗出的药液量尽量减少。

3. 用利多卡因局部封闭。

4. 予以冰敷或硫酸镁湿敷或多磺酸粘多糖乳膏外涂。

5. 避免局部按压,抬高患肢。

6. 密切观察及随访。

（二）化疗药物渗漏的特殊情况处理

1. **水疱的处理**　对多发性小水疱注意保持水疱的完整性,避免摩擦和热敷,保持局部清洁并抬高局部肢体,待自然吸收;对直径大于 2cm 的大水疱,应在严格消毒后用 5 号针头在水疱的边缘穿刺抽吸使皮肤贴附,避免破坏表皮的完整性。

2. **溃疡的处理**　一旦发生渗漏,保守疗法失效,溃疡形成,用生理盐水洗净,无菌纱布浸透庆大霉素或用 4%~6% 碘仿溶液浸泡的无菌纱布(医用黄纱布)敷于创面,严格无菌操作。严重的经久不愈的溃疡须请整形外科会诊处理。

（三）常用化疗药物渗漏的处理方法

常用化疗药物渗漏的处理方法见表 4-9。

（四）化疗药物渗漏的应急预案

1. **停止输液**　发生化疗药物渗漏时,立即停止化疗药物的输注,保留针头,更换新的注射器,回抽漏于皮下的药液,回抽后拔针。若患者主诉局部麻木、胀感或蚊虫叮咬感,即使回血好,也应立即拔针。

2. **通知**　通知主管医生及病房护士长。

3. **评估**　了解药物的刺激性,评估局部组织的反应,外渗的部位、面积、药量等。

4. **处理**　根据输液渗漏的具体情况进行处理。

（1）渗漏肢体抬高 24~48h,避免渗出局部受压,以促进血液回流、减少局部组织的肿胀。

（2）在渗漏部位皮下多点注射相应的解毒剂;疼痛剧烈者渗液部位可用 2% 利多卡因 100mg 或 2% 普鲁卡因 2ml+ 地塞米松 5mg,在离皮损边缘 1cm 处局部封闭。注射针距为 1cm,呈放射状穿刺,注射完毕拔针后按压针眼 1min。

表4-9　常用化疗药物渗漏的处理方法

种类	化疗药物	冷/热敷	局部注射
蒽环类	柔红霉素 阿霉素 伊达比星 去甲氧柔红霉素 米托蒽醌	1. 局部间断冰敷或冷敷24~72h,冷敷温度为4~6℃,每隔15min冷敷15min,最长可达72h。其机制为使局部血管收缩,降低皮下组织对药物的吸收,减轻药物对正常组织细胞的破坏能力,限制损伤范围,减弱炎症反应时所释放的白细胞的破坏力和酶反应性,减轻局部因肿胀而引起的疼痛 2. 蒽环类化疗药渗漏后24h禁用热敷	1. 局部注射地塞米松5mg+2%利多卡因100mg,1次/d,连续3d,减轻局部疼痛和炎症反应 2. 局部注射8.4%碳酸氢钠溶液5ml+地塞米松5mg,减少药物与DNA结合,减轻炎症反应
植物碱类	长春新碱 长春花碱 长春地辛 高三尖杉碱酯	局部间断热敷24h	局部注射透明质酸酶300U+0.9%氯化钠注射液2ml,透明质酸酶能够破坏组织中的透明质酸,降低皮肤基底成分的黏滞度,使药物易于扩散、吸收
放线菌素类	放线菌素D 丝裂霉素 氮芥	局部间断冰敷24h	1. 首选硫代硫酸钠,使药物迅速碱化,减少与DNA结合、减轻损伤。用法为10%硫代硫酸钠4ml+6ml蒸馏水混合局部注射 2. 维生素C 1ml+0.9%氯化钠注射液5ml局部注射,阻止药物与局部组织发生氧化还原反应 3. 维生素B_6 1ml+0.9%氯化钠注射液5ml局部注射。其机制可能是组织中维生素B_6转化为吡哆醛及磷酸吡哆醛,减少对皮肤组织的损害

续表

种类	化疗药物	冷／热敷	局部注射
其他化疗药	顺铂 依托泊苷	局部间断冰敷 24h	1. 顺铂可用 10% 硫代硫酸钠,依托泊苷可用透明质酸酶作为解毒剂 2. 粒细胞集落刺激因子(皮下注射):可治疗不同类型化疗药物外渗引起的溃疡,其机制可能是巨噬细胞吞噬了渗出的有害物,使受损组织得以恢复 3. 可用重组牛碱性成纤维细胞生长因子外涂。若没有解毒剂,可用 2% 普鲁卡因或 2% 利多卡因 2ml+0.9% 氯化钠注射液 5~10ml,或用 50~100mg 氢化可的松局部注射

（3）根据药物性质予以冰敷或热敷 24~48h。冷热敷期间加强观察,防止冻伤或烫伤,间断冰冷敷（敷 15min,间隔 15min）。

（4）局部封闭后可予以药物外敷,常用 50% 硫酸镁湿敷或外涂黄金散、六合丹、多磺酸粘多糖等,每 4h 外敷 1 次,并轻柔按摩。渗漏 24~48h 后,可适当选用微波、激光等物理治疗。

（5）损伤性溃疡一般于 3~10d 发生,每日观察渗漏部位的皮肤颜色、温度、疼痛等情况,观察时间不得少于 10d。

（6）皮肤表面有水疱形成时,酌情抽吸疱内渗液。抽吸方法:消毒皮肤后,在水疱下缘用无菌注射器尽量吸尽疱内渗液,同时用无菌棉签轻压水疱表面,避免水疱表面破溃,抽吸后用无菌敷料覆盖。

（7）渗漏严重,处理后无明显好转,或局部有感染、破溃、坏死者,请皮肤科或外科会诊,给予清创、换药等处理。

（8）因渗漏引起的疼痛使患者不敢活动患肢,时间一长,可引起关节强直、肌肉萎缩,应指导并鼓励患者进行合理的屈肘、握拳、外展、内旋等运动,避免出现关节强直、肌肉萎缩等严重后果。

（9）关心体贴患者,做好安抚工作和心理护理。

（10）加强交接班,密切观察局部变化,完成护理记录。

（11）护士长按"医疗安全不良事件及隐患报告制度与报告程序"上报。

（五）非化疗药物渗漏的处理

1. 停止输液　一旦发现或者怀疑刺激性药物渗漏到血管外,立即停止输液,尽可能吸出皮下药液。

2. 局部封闭　常规用生理盐水 20ml+ 地塞米松 10mg+ 利多卡因 10ml 在超出渗漏部位 0.5~1cm 处进行局部封闭。

3. 外敷　根据药物的特性给予冷敷、热敷、药物湿敷、中药外敷等。

（六）常见的非化疗药物渗漏的处理方法

1. 钙剂　一旦发现钙剂渗漏,首先应立即停止输液,抽吸未进入皮下的药液。然后抬高患肢,促使血液回流,减轻局部肿胀程度。其次,用 0.25%~0.5% 普鲁卡因或者 0.1% 利多卡因进行局部封闭,以缓解肿胀部位的发炎损伤、舒缩功能障碍,这是防止葡萄糖酸钙渗漏坏死的最关键一步。最后,用硫酸镁湿敷,消炎去肿。

2. 氯化钾　发现氯化钾渗漏时,立即停止输液,抽吸残留药物,更换输液部位,抬高患肢、制动。

3. 血管活性药物　立即用消旋山莨菪碱热敷,使发生渗漏的局部组织血管扩张,从而促进药液的吸收,使肿胀的组织尽快恢复正常,热敷一次的时间最好不超过半小时,每天敷 3~4 次。可以采用 0.9% 生理盐水 5ml+ 酚妥拉明 5mg 局部封闭。禁止使用 50% 硫酸镁湿敷,因其是高渗液,可使细胞脱水,加重组织坏死。

4. 10% 氯化钠　由于局部的无菌性炎症反应及软组织充血刺激神经系统会引起疼痛,故封闭液应选择无菌注射用水 + 利多卡因;利多卡因局部封闭可以改变局部血液循环,起到镇痛、抗感染作用,具有操作简单、症状减轻快、恢复快等特点,能消除无菌性炎性渗出,减轻肿胀,抬高患肢,促进回流。局部用 50% 硫酸镁持续湿敷,注意避开破损部位,72h 后肿胀逐渐消退。

5. 甘露醇　发生甘露醇渗漏时,可以采用以下几种方法处理:

（1）湿敷:促进外渗于组织的药液消散吸收。20% 甘露醇渗漏引起的组织损伤可采用消旋山莨菪碱湿敷。配合酚妥拉明局部效果好。也可采用 25%~50% 硫酸镁湿敷。

（2）封闭疗法:封闭注射可阻止药物与组织细胞相结合。常用 0.25% 普鲁卡因或 0.1% 利多卡因或生理盐水局部封闭。

（3）中西药制剂:依照中医祛淤活血消肿方法制成的中药制剂。对药物渗漏引起的水肿、淤血、疼痛疗效好，如烫伤膏外涂肿胀部位治疗输液渗漏效果好。

（4）照射疗法：可用红外线照射 10min 左右。用浸有庆大霉素 8 万 U、山莨菪碱 10mg 的纱布敷于渗漏处。再用紫外线照射 20min 左右，2~3 次 /d，可达到预防感染、抗炎收敛、促进微循环的效果。

6. **脂肪乳**　发生脂肪乳渗漏时，可以采用以下几种方法处理：

（1）在输注脂肪乳的过程中，一旦发现药液渗漏应立即停止输注药物，断开输液器，保留穿刺输液的头皮针头，然后接无菌注射器，尽可能抽吸渗到血管外的药液后迅速拔针，压迫 2~3min，立即用 25%~50% 硫酸镁冷湿敷，渗出药液较少者，可自行吸收痊愈。

（2）局部用乙醇擦敷渗漏部位皮肤，扩张血管，抑制血中脂肪酸水解为游离脂肪酸。透明质酸酶是能水解透明质酸的酶，可促使皮下渗液或局部积存的渗出液或血液加快扩散而利于吸收，常稀释后以细针头在渗漏处分 5 处注射。

（3）为避免局部组织坏死，可将透明质酸酶 150~300Um 加入 0.25% 普鲁卡因注射液 10~15ml 中，做局部封闭以促进弥散、吸收。

（4）75% 乙醇棉球消毒渗漏处皮肤，再将季德胜蛇药片碾成粉加硫酸镁注射液调匀成糊状存于有盖小瓶内，然后用棉签将药涂于渗漏处皮肤上，面积要超过渗漏边缘 2~3cm，厚 1~2mm，再用清洁纱布包上，胶布固定，盖上瓶盖。每 4h 换药 1 次。

7. **碳酸氢钠**　发现渗漏应立即拔针，抬高肢体，局部用 2% 利多卡因 2.5ml+ 地塞米松 5mg 封闭治疗，以稀释并阻止药物与组织细胞相结合，然后用 50% 硫酸镁或 95% 乙醇持续湿敷，每 6h 更换 1 次。

8. **胺碘酮**　发生胺碘酮渗漏时，根据静脉炎严重情况处理。

（1）出现渗漏后立即更换输液部位，抬高患肢。

（2）胺碘酮注射液所引起的静脉炎属于无菌性炎症，因此轻中度的静脉炎一般不需要抗生素治疗，局部可以使用冰片乙醇外敷。

（3）如渗漏部位红肿较重，疼痛剧烈时，用冰袋间断冷敷局部，冷敷时避开针眼，以免造成感染，降低皮温，减轻疼痛，同时尽量抬高患肢，局部组织红肿、疼痛的症状即可减轻。

（4）应用 50% 硫酸镁和土豆片交替湿敷，同时辅以湿润烧伤膏外用。方法：用 50% 硫酸镁浸润的无菌纱布敷于患处，完全覆盖病变，为避免水分蒸发可用干净塑料薄膜包裹纱布后固定，30min 后更换为新鲜土豆片。土豆片不宜太薄，以 2~3mm 厚为宜，依次交替，48h 后可在塑料薄膜外用热毛巾外敷，夜间给予湿润烧伤膏外用。

四、常用处理技术

（一）热敷

1. **原理**　局部热敷可以促进外渗药物的吸收与分散，减轻药物外渗所致的皮肤伤害。

2. **适用范围**　一般药物（维生素、普通抗生素）、去甲肾上腺素、多巴胺、氯化钾、植物碱类化疗药物。

3. **用法**　温度 39~40℃，每 6h 使用 1 次，每次 20~30min（注：甘露醇外渗 >24h，不能采用热敷）。

（二）冷敷

1. **原理**　使血管收缩，减少药物吸收，降低神经末梢敏感性而减轻疼痛，72h 内使用。

2. **适用范围**　甘露醇、化疗药物。

3. **用法**　温度 4~6℃，每 6h 使用 1 次，每次 20~30min。

（三）硫酸镁湿敷

1. **原理**　硫酸镁为高渗溶液，湿敷后渗入皮下，舒张血管平滑肌，使痉挛的外周血管扩张，通过镁离子的透入，改善组织与组织间隙细胞的渗透压，促进药液的吸收，从而达到消炎、止痛、去肿作用。

2. **适用范围**　多巴胺、化疗药物、垂体后叶素、氯化钾、氯化钙、脂肪乳。

3. **用法**　每次 30min，3~4 次 /d。

4. **禁忌证**　甘露醇渗漏禁用，因甘露醇输液渗漏后，组织液的晶体渗透压增高，如使用硫酸镁湿敷，可以使组织中的晶体渗透压更高，使血管内的血浆及细胞内水分进入组织间隙增多，而致皮下水肿。

（四）山莨菪碱湿敷

1. **原理**　促进药物迅速渗透到皮下组织，使血管平滑肌松弛，局部血管扩张，从而解除血管痉挛，改善微循环，以利于液体的吸收。

2. **适用范围**　葡萄糖酸钙、多巴胺、甘露醇。

3. **用法**　山莨菪碱 10mg 加生理盐水 10ml 浸湿无菌纱布，覆盖在肿胀部位。

（五）六合丹外敷

1. **原理**　中药六合丹具有行气、活血、止痛等功效，能达到清热解毒、散瘀除湿、消肿止痛之功效，能促进炎症吸收。

2. **用法**　将中药六合丹直接外敷在皮肤上，并用新鲜菜叶保护，再盖上纱布，贴胶布固定，每日 1~2 次，每次 2~4h。

3. **注意事项**　皮肤破损处禁用，只能外敷在红肿痛部位，破损处用消毒纱布盖上，皮肤发生过敏时立即停药。

（六）多磺酸粘多糖乳膏外涂

1. **原理**　主要成分多磺酸粘多糖,从动物内脏提取,有抗炎止痛、抗血栓、改善循环、促进修复的作用。

2. **适用范围**　静脉炎。

3. **用法**　将软膏涂抹在皮肤肿胀部位,用无菌棉签以旋转的方式反复轻涂药膏,以利于药物吸收。每天涂抹4次,直至皮肤肿胀症状完全消失。

（七）敷料外敷

1. **0~4级静脉炎或0~2级液体渗漏的处理**　在穿刺点及静脉走行部位发生红、肿、疼痛、静脉条索样改变或硬结时,粘贴超薄水胶体敷料,局部的肿胀、疼痛、条索样变、硬结及组织水肿逐渐消失,3~5d摘除敷料,局部皮肤恢复正常。

2. **3~4级液体渗漏的处理**　水疱较小且疱皮未破者,先消毒皮肤,用透明敷料粘贴。较大的水疱用透明敷料粘贴前,先穿刺水疱,然后粘贴敷料,直至水疱完全吸收,5~7d可基本痊愈。水疱较大且破损时,清创去除疱皮及坏死组织,用藻酸盐或亲水纤维加水胶体或泡沫类敷料覆盖,渗出多者换药间隔2~3d,渗出少者换药间隔5~7d,10d基本愈合。

3. **皮肤及皮下组织坏死的处理**　穿刺点及周围皮肤发生坏死时,先消毒皮肤,坏死组织处外涂表皮生长因子,促进表皮生长。

（八）封闭疗法

多发性小水疱应保持水疱完整性,避免摩擦和热敷,用生理盐水冲洗后贴水胶体敷料,让水疱自然吸收。如水疱直径 >1cm,应消毒后用针头刺破边缘,吸干渗液。如药物渗漏引起局部皮肤水疱、变紫黑色或坏死,可进行药物封闭。

1. **常用药物**　普鲁卡因、利多卡因、地塞米松、透明质酸酶、酚妥拉明。

2. **用法**　隔日封闭一次,一般封闭3~5次即可。

3. **进针方法**　与皮肤成15°~20°为宜。

4. **点状封闭**　用5ml注射器在渗漏皮肤周围,进针长度以针尖最好在渗漏皮肤正中处,呈放射状边进针边使药物均匀向四周扩散。

5. **环状封闭**　在距离渗漏范围外缘2~3cm处,用5ml注射器由外向内多点注射,边进针边推药。

五、处理流程

输液渗漏的处理流程见图4-3。

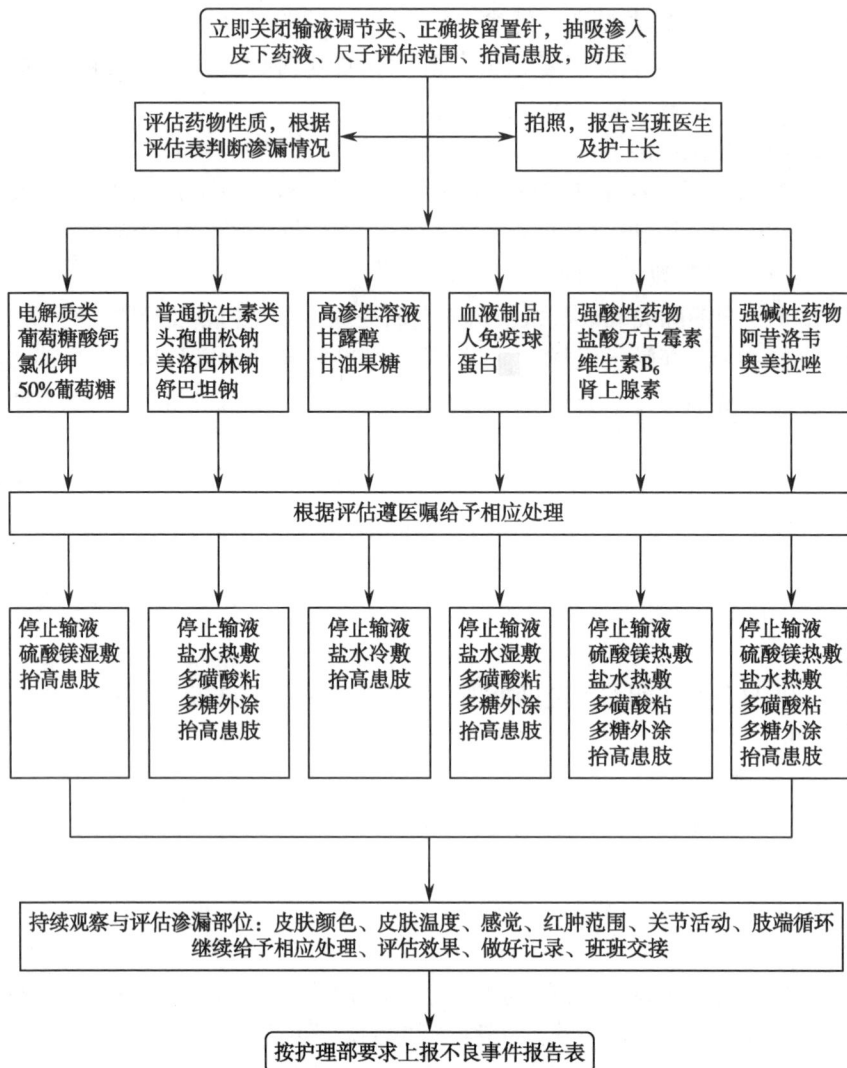

图4-3   输液渗漏的处理流程

第八节   输液渗漏的护理

一、输液渗漏的创面评估

（一）评估输液渗漏部位的范围和颜色

1. **范围**   使用量尺测量发生输液渗漏的创面范围,除前述测量方法外,若创面不规则,可取创面的最长直径作为创面的长度,与最长直径垂直的直径为创面的宽度。

2. **颜色**　观察发生渗漏的局部组织的颜色。

（二）评估渗液颜色、性质及渗液量

1. **渗液的颜色、性质**　清亮透明黄色（浆液性）、黄色或黄褐色（脓性）、粉红色或红色（浆液血液混合性）、绿色（铜绿假单胞菌感染性）、乳白色（脓性）。

2. **渗液量**　渗漏量 <5ml/24h 为少量渗液（+）；5~10ml/24h 为中等渗液（++）；>10ml/24h 为大量渗液（+++）。

二、皮肤护理

对于输液渗漏严重者，如输液渗漏部位出现溃疡面，立即用生理盐水清洗伤口，根据伤口选择合适敷料。

三、输液渗漏患者的会诊

输液渗漏患者中，如果高危因素多或病情复杂，有必要进行护理会诊，由病室在电子会诊系统内填写护理会诊单，邀请相关专家进行护理会诊。

第九节　输液渗漏的监测指标

一、监测指标

监测输液渗漏相关指标可了解其发生的现状、趋势、特征及影响因素，为预防和控制输液渗漏提供依据。输液渗漏的监测指标为住院患者输液渗漏发生率，即单位时间内住院患者发生输液渗漏的例数与同期住院患者输液导管总例数的百分比。

二、指标监测说明

住院患者发生输液渗漏的例数：统计周期内患者入院后新发生的输液渗漏例数。

住院患者输液导管总例数：统计周期内，住院患者留置输液导管的日数之和。留置输液导管每跨越 0 点 1 次计作 1 日。带管入院患者以入院当日开始，每跨越 0 点 1 次计作 1 日；带管出院患者以出院日期为止。

第十节　输液渗漏的科研管理

一、研究现状及趋势

（一）研究的重要性

目前我国针对输液渗漏的预防及处理正在快速发展，但仍然存在问题，如静脉输液评估不到位，国内专职静脉治疗护士的培养刚起步，我国过度依赖输液给药的现象依然存在,输液量持续增加。静脉输液是临床上广泛用于防治疾病和抢救患者的一种快速而有效的给药途径,尤其对于一些特殊患者来说(如新生儿、儿童、急危重症患者),更是生命通路,而静脉输液渗漏是输液过程中常见的并发症。因此,输液渗漏的研究意义重大,主要体现在以下几方面:

1. **患者方面** 输液渗漏可引发局部炎症或组织损伤,可能导致感染、皮肤损伤等并发症的风险增加。研究渗漏的影响和预防方法,有助于降低患者在治疗过程中可能面临的各种风险。

2. **医护方面** 输液渗漏研究可以指导医护人员采取更精准的输液方法,减少渗漏风险,从而避免药物浪费,优化医疗资源的利用,降低医疗机构的负担;可以改进临床操作流程,提升护理服务质量,降低发生医疗纠纷的风险。通过研究渗漏机制,可以更深入地了解药物输注过程中的各种因素和影响,为未来的临床操作和研究提供依据。

3. **科研方面** 渗漏研究可以推动输液设备和技术的创新,开发更安全、有效的输液方法,为医护提供更好的工具。基于研究成果,可以制定更科学的输液操作指南,规范医疗实践,确保患者的安全和疗效。

（二）**研究现状**

我国输液渗漏相关研究较多,但高质量研究较少,绝大部分是个案报告和经验介绍,研究结论证据等级较低。由于临床数据收集不够全面,导致现有研究的样本量较小,难以得出一致性的结论,且涉及多个因素,如穿刺技术、输液速率、患者体位等,这些因素的相互影响很复杂,难以在研究中进行充分控制。大多数研究集中于短期效应,缺乏关于输液渗漏长期影响的研究,如对患者康复和生活质量的影响等。

尽管有许多预防渗漏的方法提出,但缺乏统一的标准操作和评估方法,缺少足够的大规模、多中心研究来验证其有效性和实际可行性。综上所述,输液渗漏的研究在数据收集、方法验证、长期影响评估等方面仍存在不足,需要进一步的深入研究和跨学科合作来弥补这些不足之处。

（三）**研究趋势**

近年来,输液渗漏的研究正处于创新的前沿。随着智能监测技术和数据分析的迅速发展,研究人员正在致力于开发智能化设备,实时捕捉和分析输液渗漏的数据,以实现渗漏的早期预警和有效干预。同时,研究趋向于注重个体差异,通过个性化风险评估和预防策略,为每位患者量身定制输液管理方案。并且,基于证据制订有效、实用的处理策略和流程,是未来静脉治疗的发展方向之一。这些趋势将推动输液渗漏的研究走向更精准、智能和实用的未来,以提升医疗质量,保障患者安全。

二、研究选题

首先,关注政策指引,尤其是国内外静脉输液治疗相关行业标准的制定与变化,寻找标准与临床实践之间的差距。其次,高质量的研究设计,关于输液渗漏的研究设计,不应当仅局限于个案及经验分享,有条件可以设计高质量的随机对照试验。最后,关于渗漏的处理,建议进行高质量的 Meta 分析。总之,输液渗漏的选题可以围绕上述提到的人群、药物、途径、处理等各个方向开展,以提高护士静脉输液维护与管理水平,保证患者静脉治疗安全。

（黄莉莎　廖力慧　杨 弋）

第五章 跌倒风险管理

第一节 跌倒的定义

一、定义

根据中华护理学会团体标准 T/CNAS 18—2020《成人住院患者跌倒风险评估及预防》,跌倒(fall)是指患者在医疗机构任何场所,未预见性地倒于地面或倒于比初始位置更低的地方,可伴或不伴有外伤。按照 ICD-11 对跌倒的分类,跌倒包括从同一平面或低于1m 的高处意外跌落、从 1m 及以上的高处意外跌落,以及由未特指的高度意外跌落。需要指出的是,在不同研究中,研究者所采用的跌倒的定义有所不同,因此在使用和解读跌倒时应注意其定义出处及内涵,以免造成误解。

二、相关定义

(一)预期跌倒

预期跌倒(anticipated fall)是指当跌倒风险评估工具得分表明其有跌倒风险时,发生的此类跌倒。

(二)预期外跌倒

预期外跌倒(unanticipated fall)是指患者发生跌倒,而跌倒原因未反映在患者的跌倒风险因素中,这种跌倒发生的条件具有不可预测性(如患者突然昏倒)。

(三)意外跌倒

意外跌倒(accidental fall)是指患者由于设备故障或其他环境因素而意外跌倒,通常是因为绊倒或滑倒。在确定此种类型的跌倒之前,不能确定患者有跌倒的风险。

(四)新生儿跌倒或跌落

新生儿跌倒或跌落(newborn fall or drop)是指新生儿被医务人员、父母、家庭成员及访视者怀抱时,或在新生儿递接的过程中,从其手、臂、大腿等部位跌落或滑落的情况。并且无论新生儿跌落在哪个表面、是否对其造成伤害,均视为新生儿跌倒。

第二节　跌倒的伤害分级

世界卫生组织（World Health Organization，WHO）统计数据显示，跌倒是世界范围内意外伤害死亡的第二大主要原因；《中国死因数据监测集（2021）》数据显示，跌倒是国内导致伤害死亡的第一大主要原因，跌倒造成的伤害应引起重视。

根据《护理质量指标监测基本数据集实施指南（2022版）》，跌倒伤害程度可分为5个等级。①跌倒无伤害（0级）：跌倒后，评估无损伤症状或体征。②跌倒轻度伤害（1级）：住院患者跌倒导致青肿、伤、疼痛，需要冰敷、包扎、伤口清洁、肢体抬高、局部用药等。③跌倒中度伤害（2级）：住院患者跌倒导致肌肉或关节损伤，需要缝合使用皮肤胶、夹板固定等。④跌倒重度伤害（3级）：住院患者跌倒导致骨折、神经或内部损伤，需要手术、石膏、牵引等。⑤跌倒死亡（4级）：住院患者因跌倒受伤而死亡（而不是由引起跌倒的生理事件本身而导致的死亡）。

根据英国国家医疗服务体系（National Health Service，NHS）发布的患者安全事件分级，可将跌倒造成的伤害分为5级（表5-1）。伤害包括外伤、痛苦、残疾和死亡，不仅指身体上的伤害，也包含心理上的伤害。需要说明的是，在实践过程中，轻度伤害和中度伤害的界限可能并不明确，可以通过以下问题进行判断："如果此事件发生时患者没有住院，那么他是否可以在家中或轻症病房中治疗这种伤害？"如果回答为"不是"，则该事件的等级更接近中度伤害。在导致死亡的患者安全事件中，如果死亡主要归因为自然疾病过程，但事件加速了死亡，则事件等级也应归为"死亡"。

表5-1　NHS患者安全事件（跌倒）伤害分级

级别	内容
无伤害	指未造成伤害的患者安全事件，包含两个类别：①"接近失误"（near miss），指任何可能造成伤害，但却被阻止发生的患者安全事件；②安全事件已经发生，但未对患者造成伤害
轻度伤害	指任何需要额外的观察或较小的治疗的患者安全事件，如跌倒造成的疼痛、少量出血、肿胀、擦伤等
中度伤害	该级别的患者安全事件导致一定程度上治疗（如外科手术、一段时间的心理辅导）的增加，但未造成永久性损伤，如失血过多、意识丧失、血肿、需要缝合、中等头部裂伤、创伤或挫伤

续表

级别	内容
严重伤害	造成持久性损伤的患者安全事件,如严重头部创伤、心搏骤停、骨折、硬脑膜下血肿
死亡	导致死亡的患者安全事件

　　此外,一篇 2022 年的研究发现了 14 种不同的跌倒结局分类,但其中 6 种结局分类仅有一项研究报告,只有 8 篇文献提供了有关跌倒的数据。一项美国的调查研究显示,对于患儿跌倒伤害的分级,存在很大的差异。

第三节　跌倒的管理

一、管理模型

　　跌倒管理模型是指通过系统的描述方法,评价、完善跌倒预防和管理的过程。

(一)CPPT 管理模型

　　该模型由 Wright 等于 2007 年提出,是一个简单易行、经济实用的跌倒管理模型。该模型指出,成功进行跌倒管理的三要素分别是沟通(communication)、政策和程序(policy and procedure)、团队合作(teamwork)。其中,沟通包含使用颜色编码系统,对工作人员、患者、陪护人员的教育及口头汇报等;政策和程序包括明确员工职责、对跌倒风险与措施的实施进行定期评估等;团队合作指团队成员(医生、护士、质量管理人员等)明确各自的角色与职责,确定跌倒管理目标并进行公示,以及获得组织支持与授权。但该模型也存在一些不足之处,如对跌倒管理呈现的维度不够,缺乏跌倒风险评估的工具和时机、缺乏针对患者个体化的跌倒管理计划及对环境的管理,而这些是跌倒管理中较为重要的部分。

(二)CATCH 管理模型

　　该模型由 Bonuel 等于 2011 年提出,其目的是通过护士的领导、管理以及团队协助来改革和完善当前的跌倒管理实践环境。CATCH 指多学科合作(collaborative interdisciplinary practice)、领导参与(active leadership engagement)、技术支持(technology support for processes)、沟通策略(communication strategy)、文化变革(house wide culture change)。该模型建议跨学科团队成员每月定期

讨论跌倒的案例,并提出针对性的、有效的跌倒预防策略。有研究表明,多元化的预防跌倒措施,可以有效降低患者的跌倒风险。

(三) ACMMM 管理模型

该模型由 Hignett 于 2010 年提出,主要从医疗设备和建筑的设计方面描述跌倒的管理策略。评估(assessment):指对患者进行系统的筛查,识别可逆的跌倒风险因素。沟通(communication):指医疗团队成员之间以及和患者(家庭)之间的信息沟通、员工教育,沟通内容包括各种设备、跌倒标识、员工的交接、跌倒后的讨论会等。监测(monitoring):指增加监测的措施,将高风险患者迁移到靠近护士站和卫生间的房间,随时准备协助患者移动,定时巡视病房,使用视频监控系统等。患者(modify patient):指改善患者的状况,包含药物审核(特别是使用 4 种以上的药物)、排便管理、通过锻炼和物理治疗改善下肢肌力和平衡功能、足部医疗、跌倒的培训(如何从床上起来和辅助行走器的使用等)、保护装置(髋保护器、头盔)等。环境(modify environment):环境的改变,包括使用床栏和封闭的床、减少跌倒冲击力的措施(如使用防滑垫)、清除障碍物、在房间和卫生间安装把手、床和厕所的适宜高度、合适的灯光等。有研究表明,该模型能降低年跌倒率达 20%,但 ACMMM 模型的局限性在于,从干预措施的角度看,改变环境的成本较贵,若没有充分的证据证明某一改造环境的措施有效,则环境改造的干预措施将受到阻力。

(四) PISETI 管理模型

该模型由 Dykes 等于 2009 年提出,强调团队所有的成员应了解患者的跌倒风险与护理计划。患者报告(patient report):指报告患者的跌倒情况,让所有人知晓。信息获取(information access):指通过病历记录及口头交班等获取信息。标识(signage):指使用各种颜色和形状的跌倒标识。环境(environment):指环境物品摆放整齐、通道无障碍物、物品随手可及等。团队合作(teamwork):指包括医生、护士等在内的医务人员的团队协作。患方参与(involving patient or family):指患者及家属共同参与跌倒管理。有研究人员将该模型运用到老年人中,发现其可有效帮助降低跌倒发生率,并且该模型建立的目的,是希望通过护士的主导来协同团队合作,以此实现跌倒管理,这与我国研究者的理念相合。

二、管理流程

跌倒的风险管理流程见图 5-1。

```
                              ┌─────────────────────┐
                              │   患者新入/病情变化   │
                              └──────────┬──────────┘
                                         │
              ┌─────────────────────────▼─────────────────────────┐
  动态评估 ───┤            选择适宜的跌倒评估工具                     ├─── 动态评估
              └─────────────────────────┬─────────────────────────┘
                                         │
                              ┌──────────▼──────────┐
                              │     评估跌倒风险      │
                              └──────────┬──────────┘
                                         │
                          ┌──────────────▼──────────────┐
                          │  根据风险等级、风险因素，      │
                          │  采取相应跌倒预防措施          │
                          └──────────────┬──────────────┘
       否                                │
   ┌────────┐        否       ┌──────────▼──────────┐
   │出院/转出│◄──────────────┤        跌倒           │
   └───┬────┘                 └──────────┬──────────┘
       │ 是                              │ 是
       │                                 │
       │                      ┌──────────▼──────────┐
       │                      │     启动应急流程      │
       │                      └──────────┬──────────┘
       │                    ┌────────────┴────────────┐
       │          ┌─────────▼─────────┐   ┌───────────▼───────────┐
       │          │  记录、报告跌倒事件 │   │  现场处理：            │
       │          └─────────┬─────────┘   │  报告医生              │
       │          ┌─────────▼─────────┐   │  评估伤害程度          │
       │          │ 根据伤害的程度与不良│   │  遵医嘱处理伤情        │
       │          │ 事件级别，在医疗机构│   │  加强健康教育          │
       │          │ 的不同层面追踪、持续│   │  班班交接              │
       │          │ 改进              │   └───────────┬───────────┘
       │          └───────────────────┘               │
       │                                    ┌──────────▼──────────┐   否
       │                                    │      出院/转出        ├────── 动态评估
       │                                    └──────────┬──────────┘
       │                                               │ 是
       │                                    ┌──────────▼──────────┐
       └───────────────────────────────────┤  出院/转出：          │
                                            │  记录患者结局          │
                                            │  健康教育              │
                                            │  必要时随访            │
                                            └─────────────────────┘
```

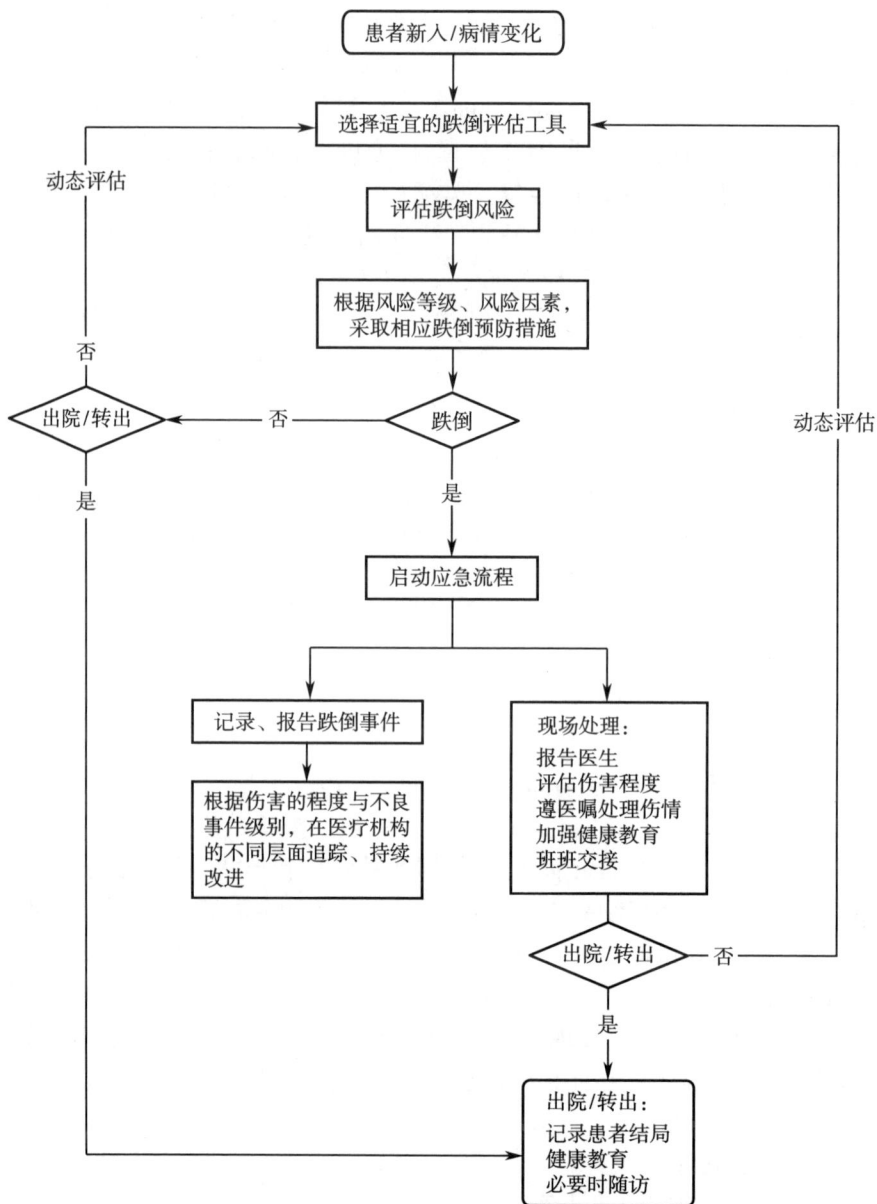

图 5-1　跌倒的风险管理流程

第四节 跌倒风险的评估

及时、正确地评估跌倒风险,选择适宜的跌倒风险评估工具,有助于识别跌倒高风险因素、筛选出跌倒高风险患者,进而对其采取适宜的措施,防止跌倒发生、减少跌倒造成的伤害。中华护理学会团体标准 T/CNAS 18—2020《成人住院患者跌倒风险评估及预防》及其他相关标准、指南,均对跌倒风险评估的时机、跌倒风险因素、跌倒风险等级、跌倒风险评估量表等提出了建议。

一、评估时机

1. 当患者入院、转入时,应进行跌倒风险评估。

2. 住院期间,应对患者的跌倒风险进行动态评估,尤其在以下几个时机,应再次评估跌倒风险:患者病情发生变化、使用跌倒高风险药物、发生跌倒后、跌倒高风险患者出院前。

二、危险因素

目前已发现的跌倒危险因素超过 400 个,对跌倒风险因素的描述和分类有多种维度,如可改变的(适当的干预措施等)和不可改变的(年龄等)。其他分类方式有生物学特点、外部环境、行为、社会和经济等,无论如何分类,对于大多数人而言,这些因素是复杂且相互关联的。

(一)中华护理学会团体标准

中华护理学会团体标准 T/CNAS 18—2020《成人住院患者跌倒风险评估及预防》指出,风险因素包括但不限于下列内容:①头晕、眩晕;视力障碍。②肌力、平衡及步态异常。③体位性低血压。④大便/小便失禁,且紧急和频繁排泄。⑤使用高跌倒风险药物(如镇痛药、抗惊厥药、降压利尿剂、催眠药、泻药、镇静剂和精神类药)。⑥有跌倒史。⑦携带导管。⑧认知功能受损。

(二)安大略最佳临床实践指南

根据 2017 年的《安大略最佳临床实践指南》(*Preventing Falls and Reducing Injury From Falls*),可将跌倒风险因素分为 4 类:行为或心理因素(与活动相关的因素)、生理因素(也称内部因素)、环境/情境因素(也称外部因素)、社会经济因素。此外,还有一些针对特殊人群(如新生儿、儿童)的危险因素。

1. 跌倒的危险因素

(1)行为或心理因素(与活动相关的因素)

1)由于着急而没有注意预防跌倒。

2)冒险的行为(如攀爬椅子)。

3)缺乏身体活动。

4)害怕跌倒。

5）双重任务（同时做两件事）。

6）辅助设备使用不当。

7）穿支撑性不好的鞋。

8）药物滥用（如吸毒和饮酒）。

（2）生理因素（内部因素）

1）不可更改的因素：①年龄和/或与年龄相关的身体虚弱。②跌倒史。③某些疾病（如黄斑变性、青光眼、痴呆）。④性别。

2）可更改的因素（可进行干预以降低风险的因素）：①受损的平衡、步态或活动能力，包括残疾、截肢、肌无力（尤其是腿部）、反射迟缓。②认知障碍、精神错乱或精神状态改变、谵妄。③视力受损。④失禁。⑤营养不良和相关的肌减少症（肌肉质量和力量损失）。⑥其他，如眩晕、头晕、睡眠障碍、体位性低血压。

（3）环境/情境因素（外部因素）

1）多种药物治疗。

2）使用某些药物，如抗惊厥药、镇静剂、降压药、阿片类药物/麻醉药、抗抑郁药。

3）居家安全隐患，如地毯松动、宠物、楼梯。

4）住院时间延长。

5）转移时需要协助。

6）使用约束器具。

7）单边护栏。

（4）社会经济因素

1）无法负担支撑性好的鞋。

2）无法负担某些药物和营养品。

3）缺乏社会支持。

4）无法阅读，如无法阅读药品说明书。

（5）新生儿跌倒风险因素

1）照护者在怀抱新生儿时不慎入睡。

2）剖宫产。

3）母亲在4h内使用镇痛药。

4）产后第二或第三晚，特别是午夜至清晨。

5）母乳喂养。

（6）儿童跌倒风险因素：与成人跌倒风险因素相比，儿童跌倒的风险因素与之相同的点在于疾病导致的生理改变与用药、医院环境等，但患儿跌倒的高危因素中还存在生长发育与家长疏于照顾等特殊情况。

1）生长发育：处于学习走路、跑步阶段的婴幼儿更容易发生跌倒。

2）家长疏于照顾：该项因素须排除环境、生长发育、心理、患儿对治疗的反应等因素。有研究显示，57%~63% 的患儿跌倒是在家长在场时发生的。

3）羞怯：患儿不理会家长或者护士的管教、不寻求外界帮助造成的跌倒，或许与患儿羞怯或者需要隐私有关。

4）玩耍：患儿发生跌倒，与其在医院玩耍如奔跑、跳跃等有关。有的患儿尽管患有疾病，但精力仍旺盛，难以限制其活动。

2. 增加跌倒风险的疾病因素　《安大略最佳临床实践指南》指出，以下健康因素与跌倒风险增加有关：癌症、认知障碍 / 痴呆、血友病、多发性硬化症、骨关节炎、骨质疏松、身体虚弱、帕金森病、精神病（含抑郁症）、卒中等。

3. 增加跌倒伤害程度的风险因素

（1）出血风险增加：血友病、血小板减少症、抗凝治疗、抗血小板疗法、肝肾疾病等因素会增加跌倒后出血的风险。

（2）骨折风险增加：肾性骨病（如透析），髋部 / 脊柱骨折史，除手、脚、踝以外的多处骨折史，近期全身性应用糖皮质激素，以上因素可导致跌倒后骨折风险的增加。

（3）皮肤完整性受损风险增加：若原本存在由于皮肤脆弱性以及剪切力导致的皮肤撕裂伤，跌倒之后，其皮肤完整性受损的风险将增加。

三、评估工具

（一）儿童跌倒风险评估工具

1. Humpty Dumpty 住院儿童跌倒风险评估量表（Humpty Dumpty falls scale，HDFS）　由美国 Miami 儿童医院护理协作团队创建（我国学者陈朔晖、李雪分别对该量表进行改良），经过大量样本实验研究，有较好的信效度。

（1）内容：共包括年龄、性别、诊断、认知受损、环境因素、对手术麻醉反应、使用药物 7 个维度，共有 23 个条目。

（2）评分：条目得分采用分级计分法，总分在 7~23 分，以 12 分为分割点，7~11 分为跌倒低风险，≥12 分为跌倒高风险。得分越高，跌倒风险越高。

2. CHAMPS 住院儿童跌倒风险评估工具（CHAMPS pediatric fall risk assessment tool）　由 Razmus 等人于 2006 年研制而成（我国研究人员秦秀丽于 2017 年通过专家咨询的方法，在该量表的基础上进行了改良），经过大量样本实验研究，有较好的信效度。

（1）内容：包括精神状态改变（change in mental status，C）、跌倒史（history of falls，H）、年龄小于 36 个月（age less than 36months，A）、步态受损（mobility impairment，M）4 项风险评估条目。强调加强父母参与（parental involvement，P）及安全措施（safety intervention，S）。

1）精神状态改变（C）：定向障碍、头晕，与术后状态、药物治疗（大剂量麻醉剂、突然停用镇静剂）或疾病相关的意识障碍发作。新生儿 / 婴儿指标可能包括:易怒、烦躁、无法安抚,对听觉、视觉或触觉刺激无反应。

2)跌倒史(H):患儿最近经历了意外跌倒。

3)年龄小于 36 个月(A):患儿年龄不足 36 个月。

4)步态受损(M):步态包括在无人协助的情况下,患儿进 / 出床 / 婴儿床的能力和使用浴室的能力。当患儿符合以下情况中的一项时,则视为步态受损:患儿需要倚靠家具 / 墙壁才能走动;患儿需要拐杖、助行器或其他辅助设备才能走动;患儿需要一两个人的帮助才能走动;患儿小于 1 岁。

5)父母参与(P):指父母参与跌倒的预防。有报告显示,超过 80% 的儿童发生院内跌倒时,看护人在现场;由于医院是一个新的环境,因而更容易发生跌倒;大多数跌倒发生在起床或上厕所时;应指导患儿家属使用呼叫器,并提供浴室和 / 或起床帮助。

6)安全措施(F):该量表指出,干预措施的实施包括在无人看管婴幼儿的情况下始终保持婴儿床栏杆拉起,重新评估床挡的使用,以及在房间内使用夜灯等措施。

(2)评分:以上 4 个条目,回答"是",则该条目计 1 分,回答"否"则计 0 分,若总分≥1 分,即为跌倒高风险(即任何一项回答"是",则为高风险)。

3. 儿科住院患者跌倒一般风险评估量表(general risk assessment for pediatric impatient falls, GRAF-PIF) 该量表由 Graf 于 2004 年编制,经过大量样本实验研究,有较好的信效度。

(1)内容:量表由 5 个维度组成,分别为住院时间、外科疾病诊断、是否需要物理治疗、是否应用抗惊厥药、是否接受静脉输液治疗。

(2)评分:住院 5d 以内(包括 5d)得 1 分,住院日每增加 5d,分数加 1 分;其余 4 项条目,若存在该情况,则得 1 分,不存在则不得分。当总分≥2 分时,提示患儿存在跌倒高风险。

4. I'M SAFE 量表 该量表由 Neiman 等于 2006 年基于 GRAF-PIF 改编而成。

(1)内容:包括受损(impairment, I)、药物(medication, M)、镇静和麻醉后第一个 24h(sedation/anesthesia with the previous 24hours, S)、入院诊断(admitting diagnoses, A)、跌倒史(fall history, F)、环境(environment of care, E)6 个条目。

(2)评分:I、M、S 条目选"是"计 2 分,其余条目选"是"均计 1 分,总分≥5 分即为跌倒高风险。

5. Little Schmid 跌倒风险评估量表(Little Schmid fall risk assessment tool, Little Schmid-FRAT) 该量表由美国加利福尼亚大学旧金山儿童医疗中心的 Franck 等于 2017 年将成人 Schmid 跌倒风险评估量表结合住院患儿跌倒特点改编而成。

（1）内容：包括跌倒史、心理状况、活动度、用药情况、排泄情况5个维度。

（2）评分：若跌倒史、心理状况存在阳性结果,则该项计2分,若活动度、用药情况、排泄情况存在阳性结果,则该项计1分,总分≥3分即为跌倒高风险。

6. **其他量表** 以下量表的使用并不广泛,其灵敏度和特异度的报告较为缺乏。

（1）Cummings住院儿童跌倒风险评估量表：该量表由美国的Cummings于2007年编制。量表包括跌倒史、生理改变/受损、肢体功能状态、仪器设备、认知受损/心理状态、可能改变平衡能力的药物6个维度。

（2）加州中部儿童医院跌倒评估量表（falls assessment from Children's Hospital Central California）：该量表由Cooper教授等于2006年编制。量表由患儿一般情况、跌倒情况、跌倒史3部分组成,其中患儿一般情况包括年龄、性别、病史、诊断、用药、输液情况、疼痛得分、最近应用止痛药的时间；跌倒情况包括患儿发生跌倒时的发现者及是否协助、跌倒的位置及环境、是否穿防滑袜等；跌倒史包括前次跌倒情况、神志/认知状态。该量表将患儿跌倒风险分为3级,并提供相关建议措施预防跌倒。

（二）成人跌倒风险的评估工具

1. **跌倒风险临床判定法** 该工具（表5-2）在中华护理学会团体标准T/CNAS 18—2020《成人住院患者跌倒风险评估及预防》中被推荐使用,当患者不符合量表中任何条目时,该标准建议使用Morse跌倒评估量表进行评估。

表5-2 跌倒风险临床判定法

跌倒风险等级	患者情况
跌倒低风险	昏迷或完全瘫痪
跌倒中风险	存在以下情况之一： —— 过去24h内曾有手术镇静史 —— 使用2种及以上高跌倒风险药物
跌倒高风险	存在以下情况之一： —— 年龄≥80岁 —— 住院前6个月内有2次及以上跌倒经历,或此次住院期间有跌倒经历 —— 存在步态不稳、下肢关节和/或肌肉疼痛、视力障碍等 ——6h内使用过镇静镇痛、安眠药物

2. **Morse 跌倒评估量表(1989）** 该量表最初由美国宾夕法尼亚大学的Morse教授在1989年建立,应用较为广泛。

（1）内容:量表包含6项内容,包括跌倒史、超过一个疾病诊断、使用助行器具、静脉输液、步态、精神状态。

（2）评分:得分0~24分为跌倒低危人群,得分25~44分为跌倒中危人群,得分45分及以上为跌倒高危人群。

3. **Hendrich 跌倒风险模型Ⅱ(Hendrich fall risk model Ⅱ）** 该量表由 Ann Hendrich 等人在2003年研制,专门应用于成年住院患者的跌倒风险评估。

（1）内容:主要包含8个条目,包括意识模糊/定向力障碍/行为冲动、抑郁状态、排泄功能改变、头晕/眩晕、性别、服用抗癫痫类药物、服用苯二氮䓬类药物、起立-行走测试。

（2）评分:量表总得分≥5分被认为是跌倒高危人群,提示临床医护人员应实施相应干预措施,预防患者跌倒。

4. **托马斯风险评估工具(St. Thomas's risk assessment tool）** 该量表由 Oliver 及其团队在1997年研制(我国研究者嵇加佳对该量表进行了改良）。

（1）内容:量表包含5个条目,包括:①意识不清/躁动不安。②步态不稳。③既往有跌倒史。④有经常上厕所的需求。⑤视觉不佳且影响日常生活功能。

（2）评分:以上5项内容,患者每存在一项情况则计1分,如果患者存在的跌倒风险因素多(超过2分）,即认为是跌倒高危人群。

5. **坠床与跌倒危险因子评估表** 该量表由日本护理协会于2005年发布。

（1）内容:包含年龄、跌倒/坠床史、感觉、机体功能障碍、活动范围、认知、排泄、用药8项风险因素。

（2）评分:其中每项风险因素予以1~4分的风险值赋分。用药包括镇痛、麻醉、降压、降糖等13种易致跌倒的药物,药物之间的风险值相互叠加。量表总分为1~54分,评分1~5分代表患者具有低度跌倒/坠床风险,6~15分表示中度跌倒/坠床风险,≥16分表示高度跌倒/坠床风险。

（三）与步态、肌力及平衡相关的评估工具

1. **伯格平衡量表(Berg balance scale）** 是对身体平衡功能评定的综合量表,用于评估个人在执行日常生活等相关任务时保持平衡的能力,测试组成部分包括平衡、下肢和上肢的力量(表5-3）。适用于卒中后康复的患者。

（1）内容:将平衡功能从易到难分为14项,每项分为5级,即0、1、2、3、4级。最高得4分,最低得0分,总计分最高为56分,最低分为0分。

表5-3 伯格平衡量表(Berg balance scale)

项目	对指令的反馈
从坐到站	—— 指令:请站起来,尝试不要用手支撑 4分:不需要帮助,独立稳定地站立 3分:需要手的帮助,独立地由坐到站 2分:需要手的帮助并且需要尝试几次才能站立 1分:需要别人最小的帮助来站立或稳定 0分:需要中度或最大帮助来站立
无支撑的站立	—— 指令:请在无支撑的情况下站立2min 4分:能安全站立2min 3分:在监护下站立2min 2分:无支撑下站立30s 1分:需要尝试几次才能无支撑站立30s 0分:不能独立地站30s
无支撑下坐位,双脚放在地板上或凳子上	—— 指令:请合拢双上肢坐2min 4分:能安全地坐2min 3分:无靠背支持地坐2min,但需要监护 2分:能坐30s 1分:能坐10s 0分:在无支撑的情况下不能坐10s
从站到坐	—— 指令:请坐下 4分:能安全地坐下 3分:需要用手的帮助来控制下降 2分:需要用腿的后边靠在椅子上来控制下降 1分:能独立坐下,但不能控制下降速度 0分:需要帮助才能坐下
转移	—— 指令:摆好椅子,让受检者转移到有扶手的椅子上及无扶手的椅子上。可以使用两把椅子(一把有扶手,一把无扶手)或一张床及一把椅子 4分:需要手的少量帮助即可安全转移 3分:需要手的充分帮助才能安全转移 2分:需要语言提示或监护下才能转移 1分:需要一人帮助 0分:需要二人帮助或监护下才能安全转移

续表

项目	对指令的反馈
闭目站立	——指令：请闭上眼睛站立 10s 4分：能安全地站立 10s 3分：在监护情况下站立 10s 2分：能站 3s 1分：站立很稳，但闭眼不能超过 3s 0分：需帮助防止跌倒
双足并拢站立	——指令：请你在无帮助下双脚并拢站立 4分：双脚并拢时能独立安全地站 1min 3分：在监护情况下站 1min 2分：能独立将双脚并拢但不能维持 30s 1分：需帮助双脚才能并拢，但能站立 15s 0分：需要帮助双脚并拢，不能站立 15s
站立情况下双上肢前伸距离	——指令：将上肢抬高 90°，将手指伸直并最大可能前伸。上肢上举 90° 后，将尺子放在手指末梢。记录经最大努力前倾时手指前伸的距离。如果可能的话，让受检者双上肢同时前伸以防止躯干旋转 4分：能够前伸超过 25cm 3分：能够安全前伸超过 12cm 2分：能够前伸超过 5cm 1分：在监护的情况下能够前伸 0分：在试图前伸时失去平衡
站立位从地面拾物	——指令：捡起置于脚前的鞋子或拖鞋 4分：能安全容易地捡起拖鞋 3分：在监护下能捡起拖鞋 2分：不能捡起拖鞋但能达到离鞋 2~5cm 处且可独立保持平衡 1分：不能捡起，而且捡的过程需要监护 0分：不能进行
站立位从左肩及右肩上向后看	——指令：从左肩上向后看，再从右肩上向后看。检查者在受检者正后方拿个东西，鼓励患者转身 4分：可从左右向后看，重心转移好 3分：可从一边看，从另一边看重心转移少 2分：仅能从侧方转身但能保持平衡 1分：转身时需要监护 0分：需要帮助来预防失去平衡或跌倒

项目	对指令的反馈
原地旋转 360°	——指令：旋转完整 1 周，暂停，然后从另一方向旋转完整 1 周 4 分：左右方向均可在 4s 内完成 360° 旋转 3 分：只能在一个方向 4s 内完成旋转 360° 2 分：能安全旋转 360° 但速度慢 1 分：需要严密的监护或语言提示 0 分：在旋转时需要帮助
无支撑站立情况下用双脚交替踏台阶	——指令：请交替用脚踏在台阶上或踏板上，连续做直到每只脚接触台阶 / 踏板 4 次 4 分：能独立安全地在 20s 内踏 8 次 3 分：能独立安全踏 8 次，但时间超过 20s 2 分：在监护下完成 4 次，但不需要帮助 1 分：在轻微帮助下完成 2 次 0 分：需要帮助预防跌倒 / 不能进行
无支撑情况下双脚前后站立	——指令：将一只脚放在另一只脚的正前方，如果这样不行，可扩大步幅，前脚后跟应在后脚脚趾的前面（在评定 3 分时，步幅超过另一只脚的长度，宽度接近正常人走步宽度） 4 分：脚尖对脚跟站立没有距离，持续 30s 3 分：脚尖对脚跟站立有距离，持续 30s 2 分：脚向前迈一小步但不在一条直线上，持续 30s 1 分：帮助下脚向前迈一步，但可维持 15s 0 分：迈步或站立时失去平衡
单腿站立	——指令：不需帮助情况下尽最大努力单腿站立 4 分：能用单腿站立并维持 10s 以上 3 分：能用单腿站立并能维持 5~10s 2 分：能用单腿站立并能站立 3s 或以上 1 分：能抬腿，不能维持 3s 0 分：不能进行或需要帮助预防跌倒

（2）评分：最高分 56 分，最低分 0 分，分数越高，平衡能力越强。0~20 分，提示平衡功能差，患者需要乘坐轮椅；21~40 分，提示有一定平衡能力，患者可在辅助下步行；41~56 分者说明平衡功能较好，患者可独立步行。小于 40 分则提示有跌倒的危险。

2. **10 米步行测试**（10-meter walk test，10-MWT）　可用于卒中康复

患者或老年人,可结合临床评估跌倒风险。具体方法为:患者无辅助步行10m,测量中间 6m(第 2 米至第 8 米)的行走速度,从前足脚尖跨过 2m 时开始计时,从前足脚尖跨过 8m 时结束计时,重复以上过程 3 次,取 3 次速度的平均值,速度单位为"m/s",老年人的速度若 <0.7m/s,则可能存在跌倒的风险。

3. 5 次坐立试验(five times sit to stand test,FTSST) 通过评估患者下肢肌力,从而进行跌倒风险筛查。测试方法为:患者坐在椅子上,双手交叉放于胸前,以最快的速度完成 5 次起立和坐下的动作。测试结果的时间越长,表示跌倒风险越高。5 次坐立试验的操作需要秒表和 1 把高 43cm 无扶手的椅子,测量简单、快捷。该量表的重测信度好,并且在老年患者跌倒风险评估的研究中表现出高灵敏度和特异度。但对于部分无法完成该测试的老年人,该测试不适用。

4. 简易体能状况量表(short physical performance battery,SPPB) 该量表由美国国立卫生研究院(National Institutes of Health,NIH)下属国家老龄问题研究所(National Institute on Aging,NIA)开发,通过对患者下肢肌力、平衡能力和步行速度的测试来综合评估患者躯体功能。具体内容为:①下肢肌力——5 次坐立试验。②平衡能力——双脚并立、双脚半前后站立和双脚完全前后站立。③步行速度——测量 4m 步行速度。每个单项测试为 0~4 分,总分为 12 分,≤6 分提示跌倒高风险。已有多项国外研究证实,SPPB 与致残性跌倒有关,并可有效预测老年人 1 年内和 4 年内发生跌倒的风险。国内学者将 SPPB 用于我国老年住院患者跌倒风险筛查,也取得了良好的效果。但对于部分无法完成 5 次坐立试验的老年人,无法使用该量表。

(四)跌倒恐惧评估工具

跌倒效能量表(falls efficacy scale,FES)可用于评估老年人跌倒相关心理功能,其中,修订版跌倒效能量表(modified falls efficacy scale,MFES)使用广泛,也相对成熟,我国研究者郝燕萍于 2007 年对其进行了翻译与调适,取得了较好的信度和效度。MFES 包括 14 个条目,通过对老年人更衣、日常活动、简单的自我表现效能对跌倒恐惧进行量化分析,量表采用 11 级评分,0 分为"一点信心也没有",10 分为"有充足的信心",最后得分为 14 项条目的均分,得分越高,说明跌倒效能越高,对跌倒的恐惧越少。早期识别并干预跌倒效能较低的老人,可减少其由心理因素所导致的跌倒的发生。

(五)患者跌倒的自我管理评估工具

患者自我管理是指在专业医疗保健人员的指导下,由患者主动承担部分预防性或治疗性任务,并坚持良好生活习惯的行为过程,强调患者在健康管理中的中心作用。

目前,公认的针对跌倒自我管理的评估工具较少,主要有老年人跌倒警觉度量表(self-awareness of falls in elderly, SAFE)、自我管理能力量表 -30(self-management ability scale-30, SMAS-30),以及老年患者跌倒预防知信行量表。以上量表均较多地运用于老年患者的跌倒管理中。

1. **老年人跌倒警觉度量表**　该量表由我国台湾学者徐美龄等研制,共21 个条目,包含 4 个维度,分别是活动安全及环境警觉性、身体功能警觉性、药物警觉性和认知行为警觉性,问卷采用 Likert 5 级计分法,得分越高表示患者防跌倒意识越高。该量表的特点在于,它是完全从患者角度出发的,能够与大多从医务人员角度出发的评估工具形成补充,帮助医务人员全面、高效地了解老年患者跌倒风险意识水平,为制订患者参与跌倒管理措施提供依据。

2. **自我管理能力量表 -30**　该量表由荷兰学者 Schuurmans 等开发,共计30 个条目,包含采取主动、投入行为、多样性、多功能化、自我效能感和积极心态 6 个维度。得分越高,代表患者的自我管理能力越强。该量表在国外已广泛应用于评估老年人自我管理状况及自我管理干预的有效性研究,在国内,研究人员将其应用于我国老年人群,取得了良好的信效度。该量表不受疾病种类等因素的限制,具有较好的普适性。

3. **老年患者跌倒预防知信行量表**　该量表由李景等于 2016 年研制,共33 个条目,分别从知识、态度、行为 3 个维度进行评估,了解患者预防跌倒知识的知晓程度、自主参与预防跌倒的主动性以及预防跌倒的行为能力。此量表对医护人员进一步把握患者参与跌倒预防的意愿及能力,进而实施针对性的宣教或干预措施能起到较大帮助。国内已有学者对该量表进行了验证,指出该量表具有较好的信度和效度,同时,老年人完成时间为 10~15min,适合在我国老年住院患者当中使用。

第五节　跌倒的预防

跌倒是可以预防的,积极进行跌倒的干预,将有效降低伤害发生率。对跌倒进行干预要遵循一定的工作流程,制订科学有效的干预策略和措施。

一、干预流程

常用的四步骤公共卫生方法提供了伤害干预流程,用于干预工作的设计、评估和监控程序设计。下图是 WHO 提出的伤害干预工作流程(图 5-2)。

干预流程的顺序是:评估现状并提出问题、确定危险因素、制订和评估干预措施、组织实施。

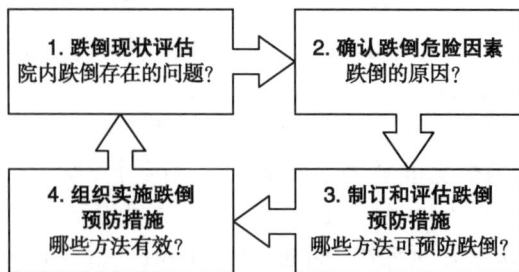

图5-2　伤害干预工作流程

（一）现状评估

首先要评估现状，提出问题，就问题的规模、特点、范围和后果，在医务人员、患者和家属层面搜集数据。采用定性或定量研究方法、环境评估、组织评估等手段，确定院内跌倒的发生率、死亡率、致残率等指标及其主要危险因素。

（二）确定危险因素

确认问题的原因，识别并减少个人危险因素，同时探索如何修正这些因素，以最终确定并管理这些危险因素。

（三）制订和评估干预措施

基于第一步和第二步获得的信息，设计、实施、监控和评估预防跌倒的干预措施。我国开展这项工作起步较晚，在工作中要注意借鉴发达国家的成功经验。

（四）组织实施

发布有效的干预信息；在更大规模上实施有效的干预措施；评估更大规模干预工作的成本效益。

二、干预策略及措施

目前，国际公认的伤害预防策略包括五个方面：一是教育预防策略（education），包括在一般人群中开展改变态度、信念和行为的项目，同时也包括针对引起或受到伤害的高危个体进行教育。二是环境改善策略（environmental modification），通过减少环境危险因素降低个体受伤害的可能性。三是工程策略（engineering），包括制造对人们更安全的产品。四是强化执法策略（enforcement），包括制定和强制实施相关法律、规范，以创造安全环境和确保生产安全的产品。五是评估策略（evaluation），涉及判断哪些干预措施、项目和政策对预防伤害最有效。通过评估，使研究者和政策制定者知道什么是预防和控制伤害的最佳方法，即"5E"伤害预防综合策略，该策略的有效性在很多国家的应用实践中都得到证明，在减少与控制伤害发生率和死亡率方面发挥了重要作用。

此外，加强伤害监测工作、增加人体对危险因素的抵抗力、伤害发生后的及时救治也是减少和预防伤害的基本策略。

从某种程度上来说,所有的患者都有跌倒的风险,因此必须针对每个患者特定的风险类型,制订特定的照护方案以降低跌倒风险。真正的风险评估不仅仅是"筛查",更应该是指导临床医护人员针对所识别的风险因素制订预防策略。所以,跌倒风险预防措施的制订应基于跌倒风险等级、风险因素评估结果,整合根据跌倒风险等级与针对风险因素的预防措施,形成完整、具体、针对性强的预防措施集。

在医疗、照护人员之间采用标准化的信息传递沟通流程来传递患者跌倒风险信息,包括确定具体的风险区域以及针对个体的降低跌倒风险的措施。例如,根据不同情况,可以采用以下措施进行信息沟通:将跌倒相关信息写在白板上提醒各班次医护人员予以注意;把警告、任务、记录以及提示信息录入电子病历;对患者跌倒风险相关问题进行床旁交班。并由专门的医护人员利用宣传资料对每位患者进行一对一的床旁教育,宣教资料包括跌倒风险及原因、预防策略、目标设定和评估等方面的内容。

（一）基于跌倒风险评估分级的不同人群的跌倒干预策略及措施

1. **新生儿**　由于新生儿缺乏自主独立运动能力及自我保护能力,加之其父母的照护、家人的访视、环境等其他因素的影响,新生儿均有跌倒的风险,跌倒事件的预防不容忽视。有一种错误观点认为新生儿住院期间是不会发生跌倒的,医护人员及家属需要改变这种认知,早期的风险评估和积极地采取安全防护措施,可以减少跌倒事件的发生。

研究表明,以下的策略和措施对预防新生儿跌倒有效,主要包括:

（1）母婴不同床入睡。

（2）在转运新生儿时需要使用婴儿床或婴儿车并且拉起床栏。

（3）如果母亲使用镇痛药物、自控式镇痛泵或其他麻醉药物时应有人床旁陪护。

（4）护士在任何时候进入病房都应进行观察及风险评估,在夜间值班期间,应对高危新生儿定时巡视。

（5）护士在母亲使用镇痛药物后应每个班次进行观察及健康教育。

（6）告知家长如果感觉困倦或站不稳,不要抱起新生儿,应及时寻求帮助。

（7）嘱咐家长不要将新生儿独自留在床上或沙发上。

（8）当母亲在哺乳或喂奶时应将双侧床栏均拉起。

（9）制作新生儿床头标识牌,以警示新生儿跌倒的风险。

2. **儿童患者**

（1）跌倒低、中风险患儿

1）选择符合国家标准的床具:根据国家卫生计生委发布的 WS 444.2—

2014《医疗机构患者活动场所及坐卧设施安全要求 第2部分：坐卧设施》规定，病床床栏高度≥60cm，床栏缝隙≤7cm；不符合上述要求的都归为非标准住院儿童床。患儿使用病床时，应拉起床栏。

2）在床边、就餐区、卫生间、盥洗室等跌倒高危区域放置或张贴防跌倒警示标识。

3）保持病区地面清洁干燥，告知卫生间防滑措施（必要时让人陪伴患儿淋浴），鼓励使用卫生间扶手。提供足够的照明，夜晚开地灯，及时清除病房、床旁、通道及卫生间障碍。

4）将日常用品放于患儿易取处。教会患儿和家属使用床头灯及呼叫器，放于随手可及处。

5）专人（家长或监护人）陪护，患儿活动时有人陪伴。

6）患儿应穿防滑鞋及舒适的衣裤。

7）使用带轮子的床、推床、轮椅等器具时，静态时应锁定轮锁，转运时应使用安全带、护栏。

8）评估患儿排便排尿需求，必要时提供帮助。

9）重视健康宣教，利用视频、宣传册、口头宣教等形式向家长传授预防跌倒的措施、让其知晓床栏的重要性，并向家长介绍因坠床导致严重后果的案例。可使用绘本等形式进行健康教育，如猴小宝跌倒健康教育绘本（图5-3）。

（2）跌倒高风险患儿

1）实施跌倒低、中风险患儿的预防措施。

2）在床头卡、腕带张贴跌倒高风险警示标识。

3）尽量将患儿安置在距离护士站较近的病房，夜间加强对患儿的巡视。

4）通知医生患儿的高风险情况，并进行针对性治疗。

5）必要时限制患儿活动，适当约束。

6）家长/监护人24h陪护。如家长/监护人要离开，要求家长/监护人必须告知护士，护士负责照护，直到家长/监护人回到病房。

7）对遵医行为依从性差的患儿，加强健康宣教，做好护理记录，严格交接班。

8）有些患儿在出院时仍有可能是跌倒高风险，对于这一类患者，应该考虑以下几点：为家长/照顾者提供"如何在家庭环境中管理儿童"的培训和建议；协助家长和照顾者建立安全的家庭环境并推荐自我管理技术/自我照护的辅助设备；培训父母和照顾者安全地帮助患儿定位、转移、站立、步行和使用助行器。

3. 成人患者

（1）跌倒低风险患者

1）在床边、就餐区、卫生间、盥洗室等跌倒高危区域放置或张贴防跌倒警示标识。

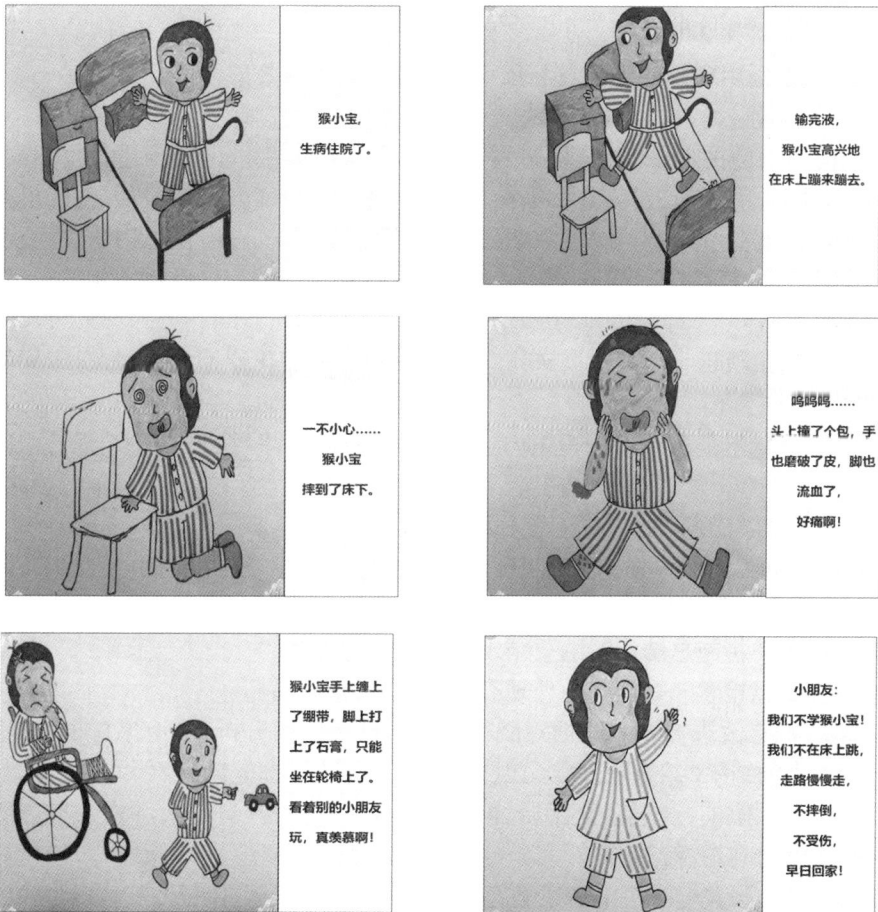

图 5-3　猴小宝预防跌倒健康教育绘本

2）将日常用物、呼叫器放在患者方便取用位置。

3）减少跌倒风险因素，如进行肌力、平衡及步态功能训练改善步态不稳。

4）使用带轮子的床、轮椅等器具时，静态时应锁定轮锁，转运时应使用安全带或护栏。

（2）跌倒中风险患者

1）实施跌倒低风险的患者预防措施。

2）依照 WS/T 431—2023《护理分级标准》规定，确定患者需要照护的程度，按实施要求提供护理。

3）告知患者离床活动时应有他人陪同。

（3）跌倒高风险患者

1）实施跌倒低、中风险的患者预防措施。

2）在床头卡、腕带张贴跌倒高风险警示标识。

3）留陪伴 24h 陪护。

（二）运用质量管理工具与集束化管理提高干预效果

对于不同类别的患者,其跌倒风险等级、风险因素有不同的集中趋势;对于不同类别的护理单元,其掌握的资源不同,最终能采取的干预措施也不同。科学应用质量管理工具、分析当前的现状及原因、制订可行性干预措施,可有效提升跌倒干预效果。现以一项成人跌倒预防质量改进项目为例予以说明。该院通过运用质量管理工具与信息系统整合,达到了较好的跌倒干预效果,具体流程如下:

1. **组织项目小组**　根据产科、妇科、妇科肿瘤放化疗等大类,划分不同的项目小组。

2. **分析不良事件**　分析组内近 3 年的跌倒不良事件,归纳总结现有跌倒原因。

（1）首次分析:制订追溯表分析个案。

（2）再次分析:分别从"制度 - 培训 - 执行"和"人 - 机 - 料 - 法 - 环"两个维度分析、总结跌倒原因。

3. **预防措施总结**　归纳总结现有跌倒预防措施。

4. **文献检索**　查询国内外现有跌倒原因、预防措施。

5. **制订改进方案**　根据对既往不良事件原因的分析、现有措施的归纳、文献检索的结果,结合护理单元现有资源,制订改进方案。如:

（1）入院前,通过公众平台提示准备用物（防滑拖鞋等）,并在入院当天检查相关物品是否齐备。

（2）加强关键时机的健康教育（如术后第一次下床、体位改变、如厕等）。

（3）丰富健康教育的方式,运用图片、视频等,在关键的环境（如开水房、厕所等）予以提醒及示范。

（4）对高风险患者制订个性化护理计划,让家庭共同参与。

（5）环境方面（走廊、病房、电梯等）减少杂物堆积;增加竖排挂钩、扶手、防撞条等;更改厕所洗浴瓷砖为点状或条状防滑瓷砖。

（6）物料方面,根据身高定制不同型号病员服装,增加移动输液架、助步器、洗浴凳等设施。

（7）完善跌倒管理相关的制度。

（8）与信息部门联合,在信息系统上提示跌倒高风险患者,并将评估、结果和措施关联打印出来发放给患者。

6. **人员培训与方案实施**　将新制订的方案在护理单元内进行全员培训并实施。

7. **持续改进**　监测跌倒干预效果并持续改进。

三、全球跌倒预防 16 项策略

尽管跌倒受到全世界各主要医疗机构的高度关注，并且有基于证据的评估和预防跌倒方法，但跌倒仍然对患者构成重大威胁。在全球范围内，跌伤是因意外或非故意伤害导致死亡的第二大原因。

Caitlyn Allen 等通过文献回顾和对国外患者安全专家的采访发现，没有一个国家掌握了消除跌倒的关键要素。然而，一些预防跌倒的措施已经取得了成功，存在跌倒问题的医院和社区可能会考虑实施这些预防策略。跌倒预防不是医疗保健的一个新的重点领域，文献中讨论的许多策略都以寻求新方法为重点，而不是加强现有的技术，以下是各国为减少跌倒的发生而采取的方法。

（一）病房外的便携式护理站可减少跌倒发生

在一定的病房区域（包含 4~6 张病床）设置便携式护理站，让护士完成日常工作的同时有更多的时间与患者相处。便携式护理站由一张带滑轮的桌子和电脑、带密码锁的抽屉（用于存放医疗记录）组成。设有单人间的楼层，每间单间病房外均应设置一个便携式工作站。护士在便携式工作站工作时，尽可能让病房的门开着，以便于观察。

Ali 等人发现，护士干预跌倒高风险事件，如提醒患者使用助行器，可在 12 个月内将跌倒发生率降低 27%。加强护患关系，提升亲密度，既能增加护患接触时间，也能增加其他医护人员与患者的接触时间。

（二）通用跌倒预防措施有利于所有患者

相对于筛选有跌倒风险的患者，英国的医院假设所有住院患者都有跌倒风险，并制订针对每个患者的跌倒预防计划。对患者的评估包括视力、移动能力和设施 / 设备需求等方面，并围绕可能导致患者跌倒的风险因素制订针对性的计划。这使得医院能够节约消耗在无限拓展的各种预防措施方面的资源，如购买特殊袜子以识别跌倒"高风险"患者而产生的费用。

（三）视频监控有助于减少跌倒

Cournan 等人在对康复患者进行了 21 个月的监测后得出结论：视频监控可以通过减少跌倒的发生来提高患者的安全性，可减少照护人员和相应花费，并提高患者、家属和工作人员的满意度。技术人员对患者进行远程监控，并且可以和患者对话，也可联系工作人员，对可能导致患者跌倒的行为及时制止，同时告知医务人员，加强预防跌倒健康宣教。

（四）让患者成为共同的护理伙伴

在入院时引入"跌倒风险和预防协议"，有助于让患者及其家人共同参与跌倒风险和预防的相关讨论。Vonnes 和 Wolf 发现，内科肿瘤患者往往高估自己的能力和功能状态，让患者和家属共同参与制订预防跌倒护理计划可将跌倒发生率降低 37%。

（五）审查与国际"最佳实践"的差距

巴西圣保罗的一家公立教学医院认识到遵守世界卫生组织发布的最佳实践的重要性。医院实施了"JBI PACES"和"GRiP"审查工具,以促进卫生实践的变革。研究人员发现最佳实践和当前实践之间存在明显差距,通过调整临床工作人员的做法,减少了患者跌倒的发生。

（六）评估员工对跌倒评估工具的理解并提供系统化培训

如果护士不能正确使用跌倒风险评估工具,就不能进行准确的评估。一项培训前基线调查显示,护士对患者的跌倒风险评估不充分,跌倒评估工具使用率低。随后,护士参加了一个由老年病学专家领导的系统化培训项目,并使用了"计划—实施—检查—行动"的方法学,培训后显示护士使用跌倒评估工具对患者进行跌倒风险评估的依从性得以改善。

（七）基于证据的协同跌倒预防项目是有效的

研究人员实施了一项基于证据的多因素跌倒预防策略,该策略评估了埃及 100 名老年男性和女性的个体风险因素,包括视力、步态障碍、骨骼健康和家庭健康危害因素等。比较基线资料和随访 1 年后的数据显示,跌倒发生率（63.4%、49.5%）和再次跌倒发生率（40.8%、25.8%）均有显著的统计学差异。

（八）使用六西格玛方法减少患者跌倒

六西格玛工具 DMAIC（定义、测量、分析、改进和控制）帮助 King Fahd 医院在 3 个月内将跌倒发生率从每 1 000 住院日 6.57% 降至 1.91%。工作人员提出并实施了八项策略,其中包括对患者跌倒风险情况的识别和沟通、培训工作人员、统一关于跌倒风险的认知和床头报警器的使用等。

（九）审查是否符合最佳实践

西班牙研究人员重复了在新西兰、中国、澳大利亚和沙特阿拉伯进行的研究,发现回归基础并遵循最佳实践使他们能够更好地降低跌倒的发生率。Comino-Sanz 等人使用实施前和实施后审查方法对神经内科病房中 20~30 名患者进行了为期 15 个月的评估。项目审核标准包括：入院时进行跌倒风险评估、病情改变时或跌倒后重新评估、使用跌倒评估工具准确评估跌倒风险、根据跌倒风险因素确定干预措施。

（十）一个多因素跌倒预防项目改善了平衡、步态能力和对跌倒的恐惧

将 25 名卒中患者分成两组。一组接受物理治疗和跑步机锻炼,而另一组还接受平衡和灵活性锻炼,并对他们进行教育以减少对跌倒的恐惧。Jung 等人得出结论,多因素跌倒预防措施在改善步态、平衡和对跌倒的恐惧方面是有效的,有助于建立患者的自信心。

（十一）健身游戏有助于改善老年人的身体和认知功能

Wii 和 Xbox Kinect 等设计的健身游戏干预改善了老年人的身体和认知功

能。各种常见的锻炼项目虽然可以提高力量和平衡,但项目依从性差会阻碍其有效性。Choi 等人发现,为了使锻炼项目成功,该项目应是令人愉快和易于执行的。与完全不干预相比,顶球游戏和障碍滑雪等运动干预措施有助于改善平衡。

（十二）以呼救为主题的动画电影可以减少摔倒

日本大阪市立大学医院为患者和护士开发了一部 3D 动画电影,以帮助减少跌倒的发生。跌倒预防剧场主题:给护士打电话!剧中的 Ichiko 护士和一只名叫 Koo-pyon 的兔子举例说明不同的跌倒场景和面临的压力,同时强调"不要犹豫,马上给护士打电话。"为了检查护士的指导和患者的理解之间的差异,对患者和护士进行为期 2 周的干预前和干预后问卷调查。Etsuko 等人指出,动画是预防住院患者跌倒的有效教育工具,即使是老年人群也同样有效。

（十三）薰衣草可以帮助焦虑的患者平静并且减少跌倒

日本 3 家养老院研究了薰衣草嗅觉刺激对预防跌倒的作用。干预组的居民在枕头上放置有薰衣草香味的贴片 365d,干预组比安慰剂组跌倒发生频率低。使用 29 项焦虑评估量表调查显示,干预组居民焦虑得分也有所改善。

（十四）太极拳可以帮助改善帕金森综合征患者的平衡能力并减少跌倒

中国学者研究了太极拳锻炼是否能减少帕金森综合征患者的跌倒。太极组每周练习 3 次杨氏太极拳,每次 60min,共 12 周。与对照组相比,太极组患者表现出更好的平衡能力。随访 6 个月后发现,太极组跌倒发生率更低。该研究提示,可将此方法推广应用到非帕金森综合征患者中,以探索太极拳是否能改善非帕金森综合征患者的平衡能力,以此减少跌倒的发生。

（十五）运用熟练的推理对每个患者采取正确的行动

在制订跌倒干预计划时,没有"一刀切"的方法。临床医生必须根据每个患者先前存在的风险状况而制订干预计划和支持策略。评判性思维和推理通常优于跌倒风险评估工具,或至少与之相当。一个因痴呆和脱水入院的患者和另一个因跌倒行髋关节置换术后康复的患者都可能有跌倒的"风险",但他们却是完全不同的风险特征。

（十六）传播简单信息的无声视频片段可减少跌倒发生

研究者用通用肢体语言为特征的无声视频片段来告知患者相关信息,包括那些有认知障碍的患者,而不受患者母语限制。Chan 等人发现,痴呆症患者的视觉记忆通常比语言记忆受到的影响更晚,这表明视频可能是传达主题的有效方式。研究者开发了一个 3min 的无声视频,指导患者在想上厕所时如何寻求帮助。视频中的绿色勾标记表示正确的方法,"×"表示错误的方法。由于情感场景比普通场景更容易记忆,所以通过骨折场景强化视觉教学,以唤起情感记忆。

　　世界范围内的跌倒预防仍然是一个持续的过程。并非所有跌倒都是可以预防的,患者的风险因素可能会有所不同,因此不同的策略可能有利于跌倒的预防。

第六节　跌倒的处理

一、患者跌倒后的应急程序

(一)新生儿跌倒后的应急程序

　　Carr 等在与儿科神经病学专家的合作下,提出了新生儿跌倒后系统的处理方法。首先,由 2 名专科护士立即进行评估:检查是否有血肿、头部肿胀或颅骨凹陷;测量生命体征;神经学检查,评估啼哭的声音(是否为正常音调和强度)、对声音和触摸的反应(两者是否皆有反应)、婴儿的行为状态和对刺激的适应(当受到刺激时是否可引起反应)、是否出现抽搐或震颤等。其次,通知新生儿主要照护者初步的评估结果。再次,持续进行生命体征和神经学检查:最初每 30min 进行 4 次,如果未出现异常每小时进行 4 次检查。最后,每小时进行 1 次检查,持续 12h,之后建立新生儿跌倒档案,档案内容包括跌倒时间、跌倒后评估结果、执行的医嘱以及整个事件经过的报告。

　　国内目前也有学者提出了新生儿跌倒后应急预案:①跌倒发生后应立即将新生儿放置于安全环境中,查看全身及局部受伤情况。②医生未到达之前,如患儿出现生命危险应给予力所能及的抢救措施。③责任护士记录跌倒全过程并详细汇报,做好新生儿家属安抚工作;护士长在 24h 内了解事件全过程,将跌倒不良事件上报护理部。④科室严格执行护理查对制度、交接班制度及差错上报制度。早期识别危险因素,改善环境及流程,将新生儿安全知识列入入院常规健康宣教内容。

　　新生儿跌倒是一个未被充分认识和报道的不良事件,在国外愈发受到关注,而国内对这方面的研究较少。新生儿病房是护理风险最高的科室之一,跌倒的预防作为护理工作质量的重要评价指标之一,是至关重要的。目前有关新生儿跌倒的研究还有一定的局限性,如现有的新生儿跌倒风险评估量表太少并且由于样本量不足而无法检测其信效度。制订新生儿跌倒后上报流程及反馈工具是亟待解决的问题,这些将有助于获取重要数据,以便在跌倒发生后更好地了解新生儿跌倒的风险因素,加强预防。发展适合我国的标准化新生儿跌倒风险评估量表、对患儿家属及医护人员进行新生儿跌倒预防教育将成为下一步重点,这有助于医疗卫生保健机构更好地保护新生儿及其家庭。

（二）儿童／成人患者跌倒后的应急程序

1. 一旦患者不慎发生跌倒,发现者应立即到患者身边,并通知医护人员。

2. 在受伤情况未识别前,不要移动患者。

3. 配合医生对患者进行检查,包括跌倒时的着力点、全身状况和局部受伤情况,初步判断有无危及生命的症状、骨折或肌肉、韧带损伤等情况,根据伤情采取必要的急救措施。

4. 对疑似骨折或肌肉、韧带损伤的患者,根据摔伤的部位和伤情采取相应的搬运方法,将患者抬至病床;必要时遵医嘱行 X 线检查及其他治疗。

5. 对于摔伤头部,出现意识障碍等危及生命的情况,应严密观察病情变化,注意瞳孔、神志、呼吸、脉搏、血压等生命体征的变化情况,迅速采取相应的急救措施。

6. 受伤程度较轻者,可搀扶或用轮椅将患者送回病房,嘱其卧床休息,安慰患者,并测量血压、脉搏,根据病情做进一步的检查和治疗。

7. 对于皮肤出现瘀斑者进行局部冷敷;皮肤擦伤渗血者常规消毒处理后,以无菌敷料包扎;出血较多或有较大伤口者先用无菌敷料压迫止血,再由医生酌情进行伤口清创缝合;创面较大,伤口较深者遵医嘱注射破伤风针。

8. 加强巡视,严密观察病情变化,及时、准确做好护理记录,发现病情变化,及时向医生汇报。

9. 认真做好交接班。

10. 向患者了解当时跌倒的情况,帮助患者分析跌倒的原因,向患者做宣教指导,提高患者的自我防范意识,避免再次跌倒摔伤。

11. 患者发生跌倒后,当班护士应按程序及时上报护士长、科主任,护士长按“医疗安全不良事件及隐患报告制度与报告程序”上报。

12. 跌倒发生后,向有可能在此次事件中成为第二受害者的家人或照顾者提供情感支持。

二、跌倒后处理措施

1. 对患者的伤情进行相应处理。

2. 分析患者跌倒的原因,并针对原因制订防范措施。

3. 将患者跌倒的情况及处理措施记入病历和护理记录。

4. 按医疗安全不良事件与隐患报告制度规定上报不良事件。

5. 按护理不良事件 PDCA 规定对整改措施落实情况进行追踪。

6. 护理部加强对坠床或跌倒高风险科室的管理。

7. 护理部每半年对医院跌倒事件进行总结。

三、跌倒后管理工作

跌倒发生后应开展跌倒后管理工作,包括:跌倒后讨论分析;真实透明上报;跌倒趋势分析,提高改进工作;对患者进行重新评估等。

（一）分析讨论

患者跌倒后尽快开展跌倒后讨论分析会。跌倒后讨论分析会应使用标准的跌倒后分析工具，一份标准化的讨论分析记录应包含各方面的内容。参加讨论分析会的人员包括各级相关医护人员，如果可能的话，患者也可以参与讨论，内容包括：发生了什么事件；如何发生的；发生的原因（如药物治疗或疾病状况引起的生理变化）。另外，分析会还应包括：

1. 是否采取了适当的干预措施。

2. 分析导致跌倒的原因，包括但不限于：患者跌倒时有无医护人员在场，受到哪些照护环境因素的影响（如厕所高度等设计因素及滑倒、绊倒因素）。

3. 如何避免类似事件发生。

4. 如何改变护理方案。

（二）对患者的持续再评估

减少跌倒的关键在于对已跌倒的患者进行持续再评估，以便尽早发现患者身体状况的变化。这种变化可使患者遗留不良预后（如硬脑膜下血肿或难以诊断的骨折）。持续再评估内容包括：药物治疗变化、认知和功能状况。

美国卫生保健研究和质量管理局工具包里有一个"跌倒后评估、临床评价"工具，它讲解了如何评估和追踪发生跌倒患者的伤害风险，专门用于减少住院患者跌倒事件的发生。这一资源有助于发展、实施和维持防跌倒项目的开展，以及管理流程的改变。

第七节　跌倒的监测指标

一、监测指标

患者发生跌倒可能造成伤害，导致严重甚至危及生命的后果，通过对住院患者跌倒发生率指标的监测，了解医院或科室跌倒发生率和伤害率，便于进行改善，保障患者安全。医院监测指标为住院患者跌倒发生率，即单位时间内，住院患者发生跌倒例次数（包括造成或未造成伤害）与住院患者实际占用床日数的千分比。

$$住院患者跌倒发生率 = \frac{单位时间内住院患者发生跌倒例次数}{单位时间内住院患者实际占用床日数} \times 1\,000‰$$

二、指标监测说明

住院患者发生跌倒例次数：单位时间内，住院患者在医疗机构任何场所发生的跌倒例次数。同一患者多次跌倒按实际发生例次计算（包含：坠床），控制线为 1‰。

住院患者实际占用床日数：单位时间内，医疗机构住院病区每天 0 点住院患者实际占用的床日数总和。患者入院后于当日 24 点以前出院或死亡的，应作实际占用床位 1 日统计。

包含：院内患者从 A 科室转入 B 科室过程中发生的跌倒；住院患者在手术室、血透室、内镜室等各种检查科室发生的跌倒。若院内患者从 A 科室转入 B 科室，在转运途中发生跌倒记在 A 科室，交接班结束后发生跌倒记在 B 科室。若住院患者在手术室、血透室、内镜室等各种检查科室发生的跌倒可以由患者所在病区上报，并备注相关科室，便于相关科室做好预防跌倒的持续改进。

排除：非医疗机构场所发生的跌倒、非住院患者（门诊、急诊留观室等）发生的跌倒、住院患儿生理性跌倒（患儿行走中无伤害跌倒）、因暴力或意识丧失或癫痫发作所致的跌倒。

三、指标的意义

跌倒的发生与医院的整体管理、护理质量、患者教育、疾病因素和治疗方法等密切相关。采用某些工具评估并辨识出具有较高跌倒风险的患者，实施跌倒预防措施，有效避免跌倒的发生；同时，对已经发生的跌倒事件进行监测和上报，使医院能够及时获得跌倒发生的频率、严重度和跌倒发生相关联的其他信息。通过根本原因分析，使患者跌倒的相关危险因素得到及时识别，在医院管理团队和医务人员的共同努力下，找到有效的预防措施，努力减少跌倒不良事件的发生，从而提高住院患者的安全性。

第八节　跌倒的科研管理

一、研究现状及趋势

（一）研究的重要性

跌倒是医院中威胁患者安全最常见的不良事件之一。据世界卫生组织估计，每年有 64.6 万人因跌倒而死亡，3 730 万人次跌倒需要接受治疗。住院患者跌倒发生率为每千住院日 1.4~18.2 人次，跌倒患者中可导致伤害的占 25.0%~33.3%，其中 6% 的伤害较为严重，如骨折、意识丧失等。有些身体伤害，如擦伤或挫伤，可能是暂时的或相对较轻的；其他损伤，如髋部骨折或头部损伤，将导致患者严重伤害甚至死亡。中国医院协会患者安全十大目标之一要求防范与减少意外伤害。确保患者安全是医疗安全管理的核心。因此，住院患者跌倒预防已变成临床工作中的重点内容。住院患者跌倒研究的重要性主要体现在以下方面：

1. **患者方面** 跌倒可能会影响一个人的生活质量，并导致不同程度的独立性丧失。此外，跌倒还会引起一系列的负面和复合效应。例如，当一个人跌倒造成骨折或更严重伤害时，他可能会变得焦虑，害怕再次跌倒，该患者会出现社会行为退缩，减少身体活动，从而又进一步增加跌倒风险。

2. **社会经济方面** 在加拿大所有类型的伤害中，跌倒是造成死亡、住院、永久完全残疾和永久部分残疾的主要原因。95% 的髋部骨折直接归因于跌倒，其中 20% 最终被证明是致命的。目前，我国每年用于老年人跌倒的医疗费用约 50 亿元。跌倒是住院患者常见的不良事件之一，能造成患者身体的伤害，同时又延长住院日，造成经济损失，还会成为医疗纠纷的隐患。

（二）研究现状

1. 国内跌倒预防管理主要包括跌倒风险评估、流程管理，使用追踪方法学、根因分析、目标管理、循证护理等方法预防跌倒。我国《老年人跌倒干预技术指南》（2011 年版）、《儿童跌倒干预技术指南》从公共卫生的角度总结了国内外儿童及老年人跌倒预防方法及一些可行性措施。

2. 国内外学者相继研发了跌倒风险评估工具，通过评估跌倒风险因素来实现对患者跌倒的主观预测。评估工具种类繁多，各有侧重。总的来说，在临床实践中，这些评估量表可以甄别一部分跌倒高危人群。然而，并无一个量表囊括所有公认的风险因子。研究指出，单一量表在预测跌倒发生时存在评估内容不全面的缺陷，而患者跌倒往往是多种风险因素并存导致的结果。

（三）研究趋势

目前国外已有许多跌倒预防及管理的证据，其中包括各种指南。随着医疗的发展，基于最佳证据的跌倒预防方面的需求对于提升护理水平与降低医疗成本至关重要。因此，医护人员必须结合我国国情以及临床需求，运用目前国内外最佳证据资源，探索跌倒预防循证指南在我国临床的应用模式，统一与完善住院患者跌倒预防及管理，降低跌倒发生率、跌倒致伤害发生率，并降低医疗成本，保障患者安全。

二、研究选题

跌倒好发于老年人及儿童，对于这两个年龄段的人群，跌倒的高危因素不同，护理措施也大有不同。此外，对于妇产儿童医院来说，产后的孕妇、手术后卧床的患者都是跌倒的高危人群。跌倒相关的研究方向总结如下：

1. **跌倒风险评估** 分析不同住院患者跌倒发生的危险因素，建立不同人群在住院期间跌倒风险评估量表。

2. **跌倒预防措施证据的临床转化** 国内外均有跌倒的指南、证据总结等，但这些内容是否适用于国内的医院还有待验证。

3. **不同人群** 儿童患者、老年患者、产后患者、手术后卧床患者等。跌倒与老年患者均是今年患者安全研究关注的重点，对老年患者而言，危险因素、预防措施、健康教育、护理对策等都是关注较多的研究方向。

4. **预防跌倒措施的落实** 临床中针对患者跌倒已制订多种多样的护理措施，但跌倒发生率仍居高不下，可以使用观察法了解医务人员跌倒管理措施的落实情况。若跌倒预防措施在临床实际工作中未落实，可利用质性访谈的方法了解真正原因；若跌倒预防措施在临床实际工作中落实良好，但跌倒发生率仍高，可对患者、家属进行问卷调查或质性访谈了解跌倒发生的根本原因。

（张同欣 伍静 黄燕）

附　录

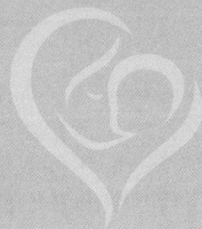

住院患者静脉血栓栓塞症的预防措施及观察记录表

<table>
<tr><td rowspan="2" colspan="3">VTE 风险：极低危 低危 中危 高危</td><td colspan="3">评估时间：</td></tr>
<tr><td colspan="2">宣教 / 采用项目：√</td><td>患者 / 家属签名</td></tr>
<tr><td rowspan="5">VTE 的 防 治 措 施</td><td rowspan="5">非 药 物 预 防</td><td>及早下床</td><td colspan="2"></td><td></td></tr>
<tr><td>逐级加压袜</td><td colspan="2"></td><td></td></tr>
<tr><td>足底加压泵</td><td colspan="2"></td><td></td></tr>
<tr><td>间歇充气加压装置</td><td colspan="2"></td><td></td></tr>
<tr><td>经皮电刺激装置</td><td colspan="2"></td><td></td></tr>
<tr><td rowspan="9">药 物 防 治</td><td rowspan="9">选择药物：√
1. 普通肝素
2. 低分子量肝素
3. 维生素 K 拮抗剂
4. 磺达肝癸钠
5. 直接口服抗凝药</td><td rowspan="2">方案：</td><td>观察内容：</td><td colspan="6">抗凝治疗中的观察记录
（时间：第　天，有：√
无：× ）</td></tr>
<tr><td>时间</td><td></td><td></td><td></td><td></td><td></td><td></td></tr>
<tr><td></td><td>出血</td><td></td><td></td><td></td><td></td><td></td><td></td></tr>
<tr><td></td><td>血小板减少</td><td></td><td></td><td></td><td></td><td></td><td></td></tr>
<tr><td></td><td>胃肠道反应</td><td></td><td></td><td></td><td></td><td></td><td></td></tr>
<tr><td></td><td>转氨酶增高</td><td></td><td></td><td></td><td></td><td></td><td></td></tr>
<tr><td></td><td>注射部位反应</td><td></td><td></td><td></td><td></td><td></td><td></td></tr>
<tr><td></td><td>INR（华法林）</td><td></td><td></td><td></td><td></td><td></td><td></td></tr>
<tr><td></td><td>其他</td><td></td><td></td><td></td><td></td><td></td><td></td></tr>
<tr><td colspan="2">医生签名：</td><td>护士签名：</td><td></td><td></td><td></td><td></td><td></td><td></td></tr>
</table>

续表

结果:选择项目:√ (出院/转科/死亡 时填写)	未发生 VTE				备注:
	发生 VTE 的 转归	痊 愈	好 转	死 亡	
	深静脉血栓 形成				
	肺栓塞				

注:病情变化(包括手术)时请及时重新评估 VTE 风险并更改防治措施。对有争议、疑难、特殊病例或未尽事宜请会诊。

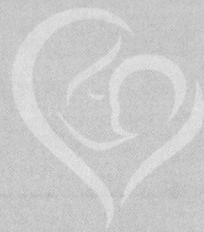

参考文献

［1］李小寒,尚少梅.基础护理学［M］.7 版.北京:人民卫生出版社,2022.

［2］黄国英,孙锟,罗小平.儿科学［M］.10 版.北京:人民卫生出版社,2024.

［3］杨龙飞,宋冰,倪翠萍,等.2019 版《压力性损伤的预防和治疗:临床实践指南》更新解读［J］.中国护理管理,2020,20（12）:1849-1854.

［4］张润节,郭彤,刘心菊,等.两部压力性损伤相关指南推荐意见的解读［J］.护理研究,2020,34（24）:4319-4323.

［5］中华医学会呼吸病学分会肺栓塞与肺血管病学组,中国医师协会呼吸医师分会肺栓塞与肺血管病工作委员会,全国肺栓塞与肺血管病防治协作组.肺血栓栓塞症诊治与预防指南［J］.中华医学杂志,2018,98（14）:1060-1087.

［6］国际血管联盟中国分部护理专业委员会.住院患者静脉血栓栓塞症预防护理与管理专家共识［J］.解放军护理杂志,2021,38（6）:17-21.

［7］国际血管联盟中国分部护理专业委员会,中国医师协会腔内血管学专业委员会.梯度压力袜用于静脉血栓栓塞症防治专家共识［J］.介入放射学杂志,2019,28（9）:811-818.

［8］上海市母婴安全专家委员会,上海市医学会围产医学专科分会,上海市医学会妇产科专科分会产科学组,等.上海市产科静脉血栓栓塞症的综合管理共识［J］.上海医学,2020,43（12）:709-714.

［9］上海市母婴安全专家委员会,上海市医学会围产医学专科分会,上海市医学会妇产科专科分会产科学组,等.上海市产科静脉血栓栓塞症防治的专家共识［J］.上海医学,2020,43（11）:645-650.

［10］中国静脉介入联盟,中国医师协会介入医师分会外周血管介入专业委员会.抗凝剂皮下注射护理规范专家共识［J］.介入放射学杂志,2019,28（8）:709-716.

［11］中国医药教育协会急诊医学分会,中华医学会急诊医学分会心脑血管学组,急性血栓性疾病急诊专家共识组.中国急性血栓性疾病抗栓治疗共识［J］.中国急救医学,2019,39（6）:501-531.

［12］王晶晶,周艳辉,胡红娟.妇科肿瘤围手术期患者深静脉血栓预防及管理的最佳证据总结［J］.护理管理杂志,2021,21（7）:479-484,490.

［13］中国健康促进基金会血栓与血管专项基金专家委员会.静脉血栓栓塞症机械预防中国专家共识［J］.中华医学杂志,2020,100（7）:484-492.

［14］中国健康促进基金会血栓与血管专项基金专家委员会,中华医学会呼吸病学分会肺栓塞与肺血管病学组,中国医师协会呼吸医师分会肺栓塞与肺血管病工作委员会.医院内静脉血栓栓塞症防治与管理建议［J］.中华医学杂志,2018,98（18）:

1383-1388.

［15］中国心胸血管麻醉学会非心脏手术麻醉分会,中国医师协会心血管内科医师分会,中国心血管健康联盟.抗血栓药物围手术期管理多学科专家共识［J］.中华医学杂志,2020,100(39):3058-3074.

［16］中华护理学会外科护理专业委员会,中华医学会外科学分会护理学组.普通外科患者静脉血栓栓塞症风险评估与预防护理专家共识［J］.中华护理杂志,2022,57(4):444-449.

［17］中华医学会妇产科学分会产科学组.妊娠期及产褥期静脉血栓栓塞症预防和诊治专家共识［J］.中华妇产科杂志,2021,56(4):236-243.

［18］《中国血栓性疾病防治指南》专家委员会.中国血栓性疾病防治指南［J］.中华医学杂志,2018,98(36):2861-2888.

［19］儿童静脉输液治疗临床实践循证指南工作组.儿童静脉输液治疗临床实践循证指南［J］.中国循证儿科杂志,2021,16(1):1-42.

［20］王玉梅,李凌,熊莉娟,等.老年人跌倒预防临床实践指南的质量评价及内容分析［J］.中华护理杂志,2019,54(11):1729-1734.

［21］ALLEN C, WALLACE S C. Around the world in 16 ways: searching internationally for fall prevention strategies［J］. Patient Safety, 2020, 2(3):24-29.

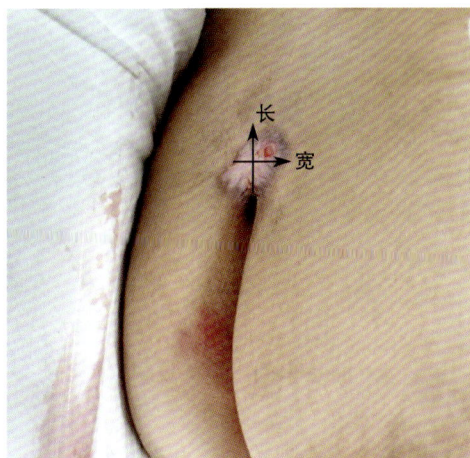

彩图 2-12 测量长宽

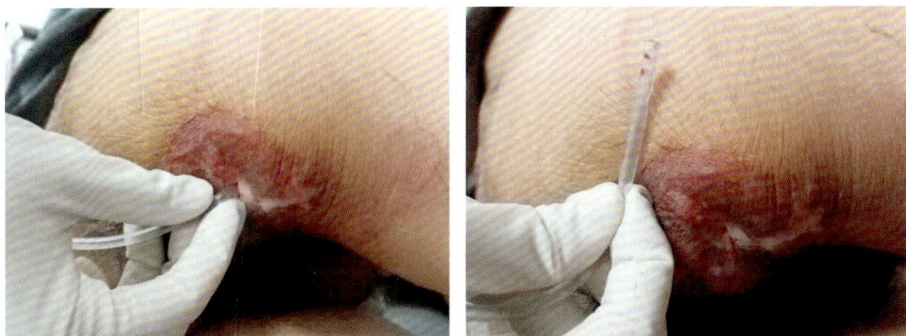

彩图 2-13 测量深度

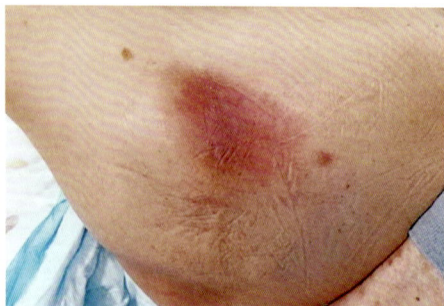

彩图2-1　1期压力性损伤

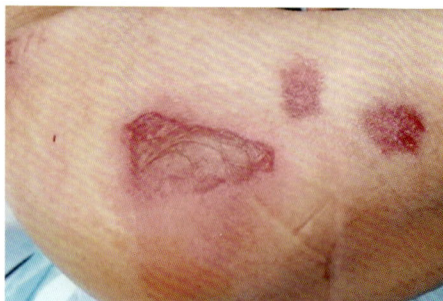

彩图2-2　2期压力性损伤

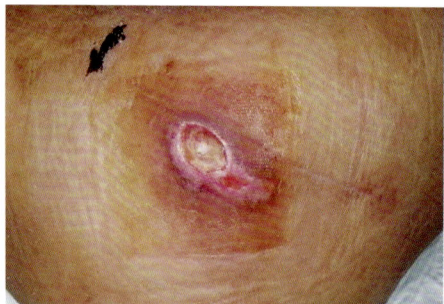

彩图2-3　3期压力性损伤

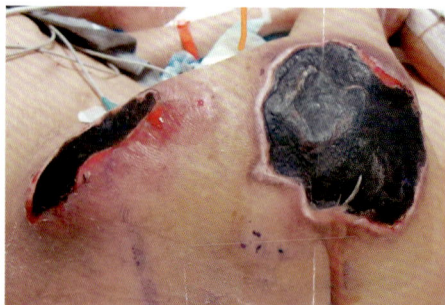

彩图2-4　4期压力性损伤

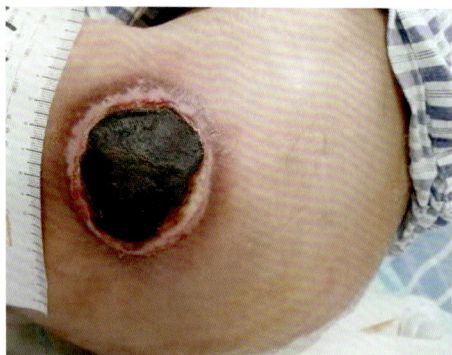

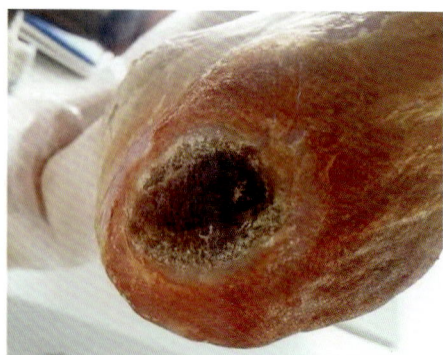

彩图2-5　不可分期压力性损伤